謹將本書獻給所有對我不離不棄的貴人。

方集出版社

哇，我得了帕金森！

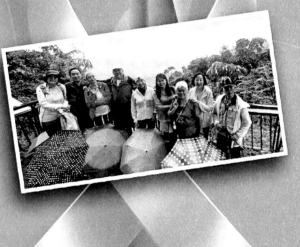

本書首度以帕金森病人角度，分享患病前後的心路歷程。從一開始的質疑與否認，到慢慢認識與接納這一難纏的疾病。期間，透過醫療、運動與信仰，重新找回面對帕金森的勇氣。

本書透過雋永的對話與有趣案例，栩栩如生的分享帕金森如何影響昔日生龍活虎的作者，同時也給他重新認識人生的機會！

程忠平 著

周序

喜樂的心乃是良藥

認識忠平弟兄是多年前的事，雖然知道他的學經歷，受過高等教育、教育學博士、副校長、副教授等職務，但是來到教會在神前、在人前皆謙卑自己，自稱為弟兄。後來有機會了解他的過去曾經受到很多的委屈和傷害，心中滿是憂傷，就一起研讀《聖經》：

〈約翰福音〉3:16：「神愛世人，甚至將祂的獨生子賜給他們，叫一切信祂的，不致滅亡，反得永生。」

〈約翰福音〉3:17：「因為神差祂的兒子降世，不是要定世人的罪，乃是要叫世人因祂得救。」

〈羅馬書〉3:23：「因為世人都犯了罪，虧缺了神的榮耀。」

此時此刻，忠平弟兄才明白人的罪性、軟弱和有限，也只有來到耶穌的面前，承認自己也是一個在不同層面犯罪的人，有些是明顯看得出來的罪，有些是隱而未現不為人知的罪，但是神卻全然知道一切，也願意赦免一切到祂面前認罪悔改的人，使人成為一個新造的人。

〈箴言〉17:22：「喜樂的心乃是良藥；憂傷的靈使骨枯乾。」

　　忠平弟兄也選擇不再為過去受到委屈的事而憂傷，因為那是再度傷害自己；而是選擇饒恕那位曾經傷害他的人，因為他所作的他自己不知道；同時也選擇用耶穌的愛來祝福那位曾經傷害他的人，也能夠早日得到耶穌救贖的福音。

　　此後，就看到忠平弟兄雖然身體軟弱、得了帕金森氏症，行動常常不穩無力，卻仍然持守著「喜樂的心乃是良藥」的信仰，一邊看醫生，一邊也吃藥，一邊也運動，卻因著「信仰」而重新出發，舉辦公職班讀書會，幫助在公職考試上失去信心的人重新找回信心，也幫助多人考上公職，讓他們立志成為優秀的公務員來報效國家。

　　期間他也出版多本新書，將版稅奉獻給教會；在教會內也招聚同年齡層的弟兄成立弟兄預備小組，每到主日聚會結束之後，再相聚討論彼此分享「主日信息」如何落實應用在生活的每一個層面。也藉著詩歌和禱告彼此代禱，把生活上、生命中的各種重擔交給神，因為祂顧念我們。

　　經上說：「喜樂的心乃是良藥。」不僅僅是身體疾病的良藥，更是心靈雞湯，叫人生命充滿盼望和力量的良藥。

臺北基督徒七張禮拜堂 牧者 **周獻崇** 謹識

劉序

　　記得程教授出院時送了我一幅字帖，乍看之下，字跡娟秀，以為是哪位大師的臨摹書帖。後來才知道是程教授親筆揮毫送我的感謝信。從那時開始對程教授的景仰油然而生，他完全實踐了當前知識分子的精神，劍及履及、鞭策自勵，實在是教育界和病人之楷模。果不出我所料，數年之後程教授果然有驚人之舉。當他準備出書描述自己對抗病魔的心路歷程，我一點都不意外他具備這個文筆與能力，所以當他請我寫序時，我便欣然同意。

　　程教授博學多聞，自律甚嚴，甚至可用文武雙全來形容。一生公務生涯對國家社會貢獻良多，但還是不可倖免地遭受到病魔的摧殘。他卻展現韌性與不服輸的精神和病魔對抗，密切和醫師配合，尊重醫師的專業加上特教官服從的性格才能成為醫生口中的「模範病人」。

　　記得每次門診程教授都是早早至診間報到，問診的時候他總是面帶笑容。即便在手術後調適期有些不舒服（如異動症或是容易疲倦），但他還是樂觀微笑，勇於面對，最終才能夠克服重重的難關，可以說程教授是所有病人的榜樣。此外每次在門診測試他走路的狀況，他也總是精神抖擻大步向前，就像他的人生一樣，一路披荊斬

棘，帶著信心勇往直前。

　　藉此機會也提醒和程教授同樣罹患帕金森氏症之病友，雖然許多症狀造成身心方面的障礙，甚至成為家庭的負擔，但罹患此病後能夠及早用藥且配合醫師的治療計畫，仍然可以有一定的生活品質。當藥效控制不佳時，還是有其他方式，例如手術可使症狀進步。絕對不要相信坊間的一些毫無根據也毫無實證之另類療法。帕金森氏症是一種身心方面的疾病，如能常保持樂觀、愉快的心情和持續的活（運）動，配合正確治療才是延緩疾病退化的不二法門。

　　就拿手術的例子而言，目前全世界也只有深層腦部電刺激手術（DBS）能夠改善帕金森氏症病人的症狀，其他如幹細胞或基因治療，目前都還在實驗階段。但並非每一個病人都適合手術，據統計，大概只有 15% 的帕金森氏症病人適合手術，必須跟神經內外科醫師好好溝通，仔細檢查評估是否適合接受手術。

　　最後在此書中，我還是要對程教授說一句，在我門診讓患者聽得有點厭煩的話：「邁開大步往前走、不要停！」程教授確實做到了！可喜可賀！

榮總功能神經外科 **劉康渡** 醫師 謹誌

趙序

　　師于人不如師造化，大自然的寶藏與療癒是最好的良師益友。四十歲時因體重過百，係知健康的重要，乃與飛狼公司徐董（狼主）成立飛狼登山隊。其初衷也只是邀集同好齊為環保健康而努力，至今已過三十個年頭，慶幸自己依然健壯。在五年前的教會歌唱班，認識了罹患帕金森氏症的忠平，見其樂觀豁達，遂邀其參與登山活動。

　　個人因習書法之故，告訴忠平三件事：走路腳不軟、寫字手不抖、背詞腦不呆；希望能有所助益於改善病情。飛狼隊風雨無阻的精神和忠平不服輸的性格，告訴大家：我們一定可以「健康逆轉勝」！從當初忠平的碎步慢走，到今天可以慢跑的過程，辛苦異常，非堅毅之恆心所能辦到。真是皇天不負苦心人，短短幾年的復健成果，連榮總的醫師都覺得難以置信，只能減緩向下衰退速度的病況，怎麼可能「逆轉」？

　　我要恭喜忠平，不但靠自己的努力漸入佳境，還推己及人出此書做確切的心得分享，盼望能幫助更多的病者，找回自信走近山水、迎向陽光，遠離病魔，一起加油為健康而「逆轉」，並擁有嶄新的人生。要知道「健康」就是開心，就是享樂，就是減少了家人的困擾及負擔，一舉好幾得啊！

飛狼登山隊 隊長 **趙力夫** 祝福

徐序

首見程博士的時候，簡直不敢相信眼前這一位身體東倒西歪的「殘障人士」，竟然說要來飛狼隊和我們一起走入山林，親近大自然，盼找回健康。他的額頭開過刀，左胸前還裝上了電池，看來精神體力應難以負荷，我擔心他會不會影響團隊之行程。

然而，他卻表現出堅毅不怕苦的精神，希望積極進取地參與。飛狼隊已有二十多年的歷史，在趙大隊長的用心經營下，已安全「零缺點」地度過酸甜苦辣的歷程，乃毅然決然地接納一個患有嚴重帕金森氏症的山友。每個狼友發揮山友互助合作之大愛，不離不棄，讓程博士毫無掛慮地，幾乎每次活動皆不缺席，走著艱難的復健之路。他沿途唱著五音不全的歌，是為了腦部運動，休憩時也偶爾暢談公務職涯生活的點滴，如為爭取同仁福利，特案輔導同事們進入臺大 EMBA 就讀，再研讀管理、經濟、資訊等，讓其學識更充實，工作更帶勁。

嗷嗚～～飛狼的精神、智慧與決心，使程博士這些年來步步踏實並脫胎換骨 —— 歌聲進步了，從噪音到美聲；登山穩健了，從步履蹣跚到跨步前行，而令人折服！乃為之作推薦序。

Jack Wolfskin飛狼公司董事長 狼主 **徐鴻奐** 謹識

作者序

　　十五年前，我被確診罹患了帕金森氏症！十五年後的今天，我終於完成這本書，透過得病前後的經歷分享，給其他人一些參考。由於我沒有受過任何醫學專業訓練，書中內容若有與您的主治大夫不同意見，請以醫師意見為準。

　　隨著高齡社會的來到，臺灣人壽命延長，帕金森氏症罹病比率逐年上升。根據健保資料顯示，從 2017 年的六萬九千多人，上升至 2021 年的七萬七千多人，每年約以兩千多人速度成長。有醫師指出，帕金森氏症盛行年齡從五十多歲到七、八十歲不等，案例增加速度應與臺灣人口老化速度有關。由於許多人對於帕金森氏症了解有限，一旦罹患此症，病友與家人很容易陷入「集體焦慮」中，病人與照顧者都很辛苦。雖然神經內科醫師說，這個病並非絕症，也不至於影響病人的壽命，但是因為帕金森氏症病情進展不一，對於患者及家屬彷彿是一場長期抗戰，值得社會各界關懷與認識。

　　我在這段飽受疾病煎熬的歲月中，幸好有基督信仰作後盾，經常感受到信仰所帶來的力量與救恩。尤其身處臺灣，能夠享受比其他國家更加完善的醫療保險照護。在良好的醫護團隊協助下，我做了大約 15% 帕金森氏症病人才適用的 DBS 腦部手術。透過定期回

診追蹤，我的病情終於有了轉機，可以每日清晨參加社區拍打功，假日裡隨山友們健行登山，出國時能以毛筆幫外國人寫出上千個中文姓名留念，還能隨其他人一樣在舞池中跳起探戈舞，這些都得來不易！

其實患病期間，我也曾經歷許多生命的低谷。花了好長一段時間，我才能面對自己罹患帕金森氏症的殘酷現實！在動完手術，行動獲得改善後，我開始分享自己的經驗，只要病友、家屬或者有人需要時，我都願意跟他們談談。

這一年，在家人鼓勵下，我用鍵盤，一個字、一個字慢慢地敲出字句，以過來人的身分描繪出這段甘苦歲月，希望能讓更多人認識帕金森氏症，並與病友和家屬們，一起來面對這個「難纏」，但「並不需絕望」的疾病！

程忠平 謹識　2024.1.20

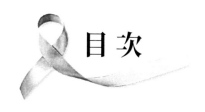

目次

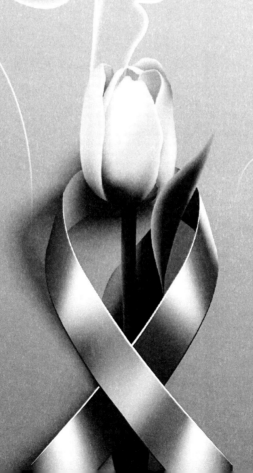

第一章

帕金森氏症
悄悄地找上我

第一節　什麼是帕金森氏症

帕金森氏症（Parkinson's Disease，又稱巴金森氏症）是世上少數常見的難解且複雜的神經退化性疾病。主要是中腦的黑質細胞因不明原因而退化、死亡，導致神經傳導物質「多巴胺」（dopamine）分泌不足，使得肌肉活動受到不同程度的限制，影響身體活動能力。最後，可能發展到記憶力減退及失智等現象。

帕金森氏症是一種好發在老年人的退化性神經疾病，發病年齡從五十到八十歲不等。

典型的帕金森氏症主要會表現在運動神經方面，包括手部顫抖、四肢僵硬、動作緩慢、站立不穩等四項。這些症狀通常隨時間緩慢出現，同時會合併出現，如臉部表情木然、多口水、上身向前傾、步行小碎步或拖著腳走路、肩膀歪斜、雙手行進間擺動不協調、一隻手貼著身子不動等，這些都是我們常見的症狀。

同時，有些病患在晚期也會出現失智症等病情；超過三分之一的病患也會發生重性抑鬱障礙和焦慮症等併發症。其他可能伴隨的症狀，還包括知覺退化、失眠、情緒障礙等問題。

第二節　帕金森氏症可能的病因

醫學界常說：「如果能知道一種疾病的病因，就等於可以將這

病治好了一半。」二十多年來，科學界對帕金森氏症的研究，至今仍未能找出真正的病因，但仍可推測出四項發病的可能因素：

第一，遺傳基因

15% 到 25% 的帕金森氏症病患有家族史，因此得到的機率比一般人都高，所以必要時醫師會為病人與家族做相關的基因檢測。

第二，腦部中毒

工作或生活中，過度暴露於有毒環境，如「錳、鉛、汞、銅、鐵」等重金屬；或毒物，如「氰化物」的急性中毒、二氧化碳的慢性中毒；以及長期酗酒等，都可能罹患帕金森氏症。

第三，過度壓力

最近有越來越多研究報告，都指向帕金森氏症的病因，與生活中遭受過度壓力有關。其中，透過 Google 關鍵字搜尋「帕金森氏症病因與壓力」等文章，還可找出下列十篇代表性報導：

1. 壓力能導致帕金森氏症？（THEMA）
2. 心理壓力大不願出門，使帕金森症病情惡化（HEHO）
3. 帕金森六大精神症狀，憂鬱焦慮最常見（優活健康網）
4. 五成帕金森氏症患者併發憂慮症（中山醫學大學）
5. 生活壓力與帕金森氏症的關係（網易）
6. 憂鬱症可來自於大腦退化 —— 帕金森氏症最常見的精神症狀（健康醫療網）

7. 正值壯年竟得帕金森氏症（Facebook）

8. 神經部 —— 原發性顫抖症（臺大醫院）

9. 工作壓力大與帕金森氏症風險報告（健康遠見）

10.帕金森氏病的壓力和正念（X-MOL）

可見過多的壓力，容易造成各種病症，甚至引發帕金森氏症。

第四，腸胃道出現症狀（如痔瘡）

晚近有新的發現，腸胃道症狀也被認為是帕金森氏症的前兆症狀，甚至早在患者動作出現緩慢之前的十幾年間即已存在。這方面有關的研究如雨後春筍般出現，選擇其中十篇代表作如下：

1. 腸胃道微生物可能是引發帕金森氏症的元凶？（泛科學）

2. 腸胃道不適　罹帕金森氏症風險高（自由健康網）

3. 帕金森氏症居然是腸子搞的鬼？（康健雜誌）

4. 突破發現！帕金森氏症居然跟腸子有關係？！（聯安醫周刊）

5. 大腦心血管疾病、帕金森氏症，與腸道細菌有關（今周刊）

6. 大腦的幕後黑手 —— 腸道菌叢與帕金森氏症的關係（SLEK）

7. 腸生物資料中介效應分析 —— 以帕金森氏症與便祕之因果關係探討為例（國家圖書館）

8. 帕金森的元凶在腸胃？（科學的養身保健網站）

9. 腸胃與腦部有連動關係？研究指出：腸胃疾病可能是帕金森氏症前兆（臺灣英文新聞）

10.吃出腦病變？有研究指出：帕金森氏症病源可能來自腸道
（科技新報）

從這些報導中，筆者回想自年輕時代即經常出現的痔瘡現象，甚至為此而動過手術，是否也是引起日後罹患帕金森氏症的遠因？腸胃道的健康維護，值得我們注意。

此外，也有越來越多的研究顯示，帕金森氏症病因非單一因素所引起，有可能是基因與外在環境（如暴露在有毒汙染中）等因素結合的緣故。

第三節 帕金森氏症的前兆

帕金森氏症大約有以下幾個前兆，值得注意：

1. 單側手抖動、肢體顫抖，還可能出現摩擦手指的動作。
2. 全身肌肉都可能出現僵硬的狀況，使得活動變得越來越困難。
3. 動作變得很緩慢，走路小碎步或者拖著腳走路。
4. 身體的平衡感變差，特別是站立時身體變得不穩，容易跌倒受傷。
5. 說話音量改變，聲音變小，或講話含糊不清。
6. 難以像以前一樣快速扣衣服鈕扣與穿針引線、不能再彈奏樂器或開車等。

7. 寫字字體越來越小。

不少研究都指出，一旦個人出現生活習慣或性格上的重大改變、肌肉僵硬、身體左右兩側姿勢無法維持平衡、走路步伐越來越小等現象，最好盡快找醫生進行診斷。

至於我個人發病，似乎早在發病前的數年間，就開始有了徵兆，只是當時缺乏相關的醫學常識，並未加以關注。以下謹分享我可能的發病前兆：

徵兆一

發現帕金森氏症之前的十年，當時我擔任某部門的處長，因業務繁重，每天下午兩點鐘以後到傍晚之間，身體從肩膀開始疼痛到頸椎與頭部太陽穴，讓我必需用拳頭敲打太陽穴才會覺得舒暢些。後來經人介紹去做刀療法砍頸背，做完頓覺舒坦，但隔天還是繼續疼痛不堪。直到兩年半後，調離該單位，疼痛竟自不治而癒，可能是因工作負荷減輕的關係。

另外，我經常在夜晚開車回家的山路途中，有幾次在毫無預警的情況下，頭部出現暈眩狀況，情況嚴重的時候，還必須緊急將車子停靠在路邊，稍作休息片刻，才能繼續行駛車輛。當時並未立即就醫檢查，以為只是工作太累的緣故，並未放在心上。

徵兆二

某次在榮總體檢時，我一直無法更換體檢專用服裝，因為上衣

前面的幾個布鈕扣扣不上。我還因此向醫護人員反映：下一批患者衣服布鈕扣的洞口應加大一些……，卻不知道其實是因為我右手早已無力扣鈕扣的緣故！

徵兆三

接著，在家裡，內人開始抱怨我越來越駝背的問題。當時，我只覺得是老化的自然現象，我只要注意抬頭挺胸就可以了。慢慢地，症狀越來越明顯，並且在家地板上走路都拖著右腳行走，外出時趕路也變成小碎步行進；連右手打電腦鍵盤時，速度也越來越慢；穿襯衫時變得困難等等。

徵兆四

另外，有一次，我去理髮店理髮，店長是個老太太，年紀比我稍大，無法看懂我寫的字條（我有隨時記東西的習慣）。

她說：「你寫的字好像螞蟻一樣，看都看不懂。」

我回答說：「這樣可以省紙張、省力氣啊！」我心裡想，應該是妳老了，眼力差了，當然看不清楚的緣故。其實這個時候，甚至更早之時，帕金森氏症已經悄悄地跟上我，但我與家人都毫無感覺，還不斷以各種理由來自我安慰與合理化。

由於帕金森氏症發病過程有些相當的緩慢，症狀初期是一點一滴輕微的改變，很容易因感受不到有什麼異樣而予以忽略。它的徵兆可能是十年前或者二十年前就開始了，如果能夠越早知道，就會

有更好的因應與治療。如果我提早在十多年前肩頸痠痛的時候就好好做健康檢查，或許還可以避免後來帕金森氏症的發生，也說不定。

第四節 帕金森氏症發展階段與自我檢核

帕金森氏症依照病史的發展，一般可分為五期：

第一期，主要為單側肢體症狀，如手不自覺的搖晃與顫抖、走路時身體會偏向一邊、肩膀一高一低、有一隻手走路時無法自然擺動而貼在身旁、一邊手掌越來越無力、走路開始會拖地，甚至身體向前傾斜或駝背等。這個階段因為對生活無礙，不容易被察覺出來，所以經常被忽略。

第二期，雙邊肢體出現症狀，身體動作出現緩慢，但走路運動還能維持平衡。

第三期，病人逐漸失去維持身體平衡姿勢的能力，開始發生跌倒意外，甚至連站起來都有困難。

第四期，病人四肢出現僵硬現象，站立開始發生困難，日常生活需要有人照護，行走需要助行器協助。

第五期，必須坐輪椅，無法自己行動，需要旁人照顧起居。

上述五個病情發展階段，並不是每一個病患都會經歷到，且各個階段進展速度也因人而異。有些人甚至不會進展到第五期。萬一

進入第五期，多數人的壽命不至於受到影響，反而要預防容易引起各式多重疾病的摔倒受傷或身體感染等問題。

以下列出帕金森氏症「簡易自我檢核表」，如果發現以下多數符合您或家人的狀況，建議最好及早尋求神經內科等專業諮詢：

1. 在日常生活中動作變得遲緩。

2. 寫字的字體越來越小。

3. 說話含糊不清楚，且變小聲。

4. 嘴唇、手掌或腳會抖動。

5. 肌肉出現僵硬的症狀。

6. 扣鈕扣和穿衣服有困難。

7. 走路時腳步雜亂，不順暢或步伐變小（小碎步）。

8. 行進間一旦看到上樓梯或轉彎處，腳就覺得很彆扭，不知該如何邁步行走。

9. 走路時雙手不會自然擺動。

10. 平衡感越來越差。

11. 出現駝背的樣子。

12. 從椅子上站起來有困難。

13. 常覺得無精打采，懶洋洋。

14. 後頸部或肩膀常常疼痛。

15. 身體站立或行進時，姿勢會不自覺地向前傾。

16. 脾氣變差且刻意避免與人相處。

臺灣動作障礙協會提醒：如果有其中的三項以上症狀，可能就要注意了！

第五節 我如何發現得了帕金森氏症

十多年前，每週日一大清早，筆者都會到臺大物理系館前參加「笑笑功」晨間活動（夏令時間 7 點 30 分至 8 點 30 分，冬令時間 8 點至 9 點；主持人：張教授）。長期下來，發覺這個運動不但對自身健康有幫助，也有助於課堂中營造良好的師生關係[註1:1]。

或許當時，我已經走路怪怪的，卻渾然不知！在某一次練完笑笑功之後，散場時，同行的一位心理醫師朋友正準備開車離開，突然下車跟我打招呼。我正覺得奇怪他幹嘛那麼多禮，他劈頭就問我：

註1:1　比如上課前先要全體學生大笑一分鐘，有助於師生互動，讓同學勇於回答問題。且上課期間，常常發出爆笑聲，吵得想打瞌睡的同學也不得安寧。

又比如有一次下課時，有一位女同學突然跑上前問我：「請問老師幾歲？」

「三十八歲。」我愣了一下馬上回答。

「老師，不要開玩笑啦！請問幾年次？」（她才開玩笑哪*，膽敢問老師幾歲！）

「○○年次。」我只好據實以告。

她聽完後滿意地走了。直到現在，我仍然不知她為什麼要問我的年紀，我想大概是跟同學打賭什麼的，比如看他這麼大年紀還笑得出來！幾歲啦？

＊其實，是我先跟她開玩笑的。她很喜歡打毛線，上課已經十分鐘了，她還在打。她名叫素雅，我突發靈感，就唱起兒歌來：「樹呀，樹呀，我把妳種下，妳不怕風雨，快點兒長大。」同學們都笑了，她也不好意思地把毛線收起來。

「你為什麼走路時，右手不擺動？」

我回答：「太懶了啦！你看，我現在擺得好好的。」我將右手擺高高地給他看。

「不行哦！趕快去檢查，可能有腦中風或腦溢血的前兆。」

我聽完後感到害怕，隔天就到醫院檢查，結果是：疑似帕金森氏症。過了幾天，我又到新店○○醫院找專科醫生，專看診帕金森氏症，結果確診是帕金森氏症！

回家後，我告訴內人：「還好不是中風或腦溢血，只是帕金森氏症，慢性病。」

內人聽完大驚，表情上出現彷彿「大難臨頭」的哀傷眼神，原因是她當年曾親眼目睹單位上，某個長期被帕金森氏症所苦的男同事，經常雙手不停的顫抖與上下擺動，情況十分可憐，旁邊的眾人卻束手無策。內人一開始對我的擔憂，可想而知！

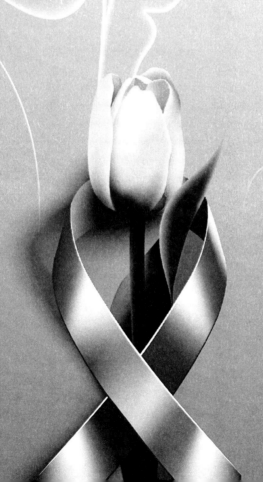

第二章

最初我如何
面對帕金森氏症

第一節　一開始的求醫

　　經過上述初期發病的各種徵兆，我一開始出現有意無意的輕忽、否認，甚至不惜以「老化現象」來自我安慰！直到幾位醫生診斷出我確實得了帕金森氏症之後，初期因為對這個病很陌生，內心不覺得害怕，外表也還算鎮定。直到經鄰居好友介紹去臺北 A 醫院的甲醫師看診後，在初診中，他耐心的回答我許多疑問。最後，他說出診斷結論：

　　「目前治療帕金森氏症的藥物已經很成熟了，放心啦！來我這邊看診的病友中，有的已經得了十一年，還好好的活著……。」

　　我聽了之後，心裡想的卻是：十一年夠不夠我用？我那時才剛過五十七歲，孩子都還未長大成年……。

　　在 A 醫院看了一年多，醫生開的藥始終沒有變化，我的症狀也沒有改善，反而有比以前惡化的趨勢。我內人聽了她好友的建議，就換了 B 醫院的乙醫師，過程中她改了藥物處方，後來病情似乎有所改善。在那裡總共看了兩年半，期間除了有睡眠障礙問題外，還發生了「猝睡症」（Sleep Attacks），走路時出現突然睡著的情況，在家裡差點撞上牆壁。某次外出時，「砰！」的一聲，撞上路邊的停車，因出現猝睡時間不定，情況越發不可預測！

　　回診詢問乙醫師，她回答：6% 的病友有這種毛病，改改藥物就會好了。可是接下來又出現莫名的「強迫症」（Obsessive-

Compulsive Disorder），有些人變得好賭博、有的愛亂購物，還有許多出現各種有違常理的行為。這幾種病況如果同時都發生，那真的會出人命的！

發生強迫症等併發症後，好友提起她同事的先生也有類似情況，建議去看臺北榮總神經內科的蔣醫師，是一位問診非常仔細的女醫師。我們就轉換到榮總就醫了。幾個月後，又經蔣醫師推薦給功能神經外科的劉醫師進行評估，不久後就決定腦部開刀的手術（詳見第四章）。

第二節 想辦法自救

得病以後，各樣資訊漫天飛來，大多出於善意，但只能心領。除了定期回診與按時服用藥物外，我還展開一系列的自救行動，不想坐以待斃！

參加歌唱班

除了繼續參加「笑笑功」，讓自己的心情保持愉悅外，我開始參加「歌唱班」。首先是隨著摯友一起去上康○玉老師的歌唱班。康老師很熱心，很愛護我這初學者，可說是我歌唱的啟蒙老師！我因為小學四年級有被音樂老師莫名責備的經驗，對唱歌完全失去信

心[註2:1]，以致根本不會也不想去唱歌。但有一次我問醫師：「除了運動外，還有什麼活動會對病情有幫助？」

醫師回答說：「唱歌。」

「為什麼？」

「唱歌有助於身體五臟六腑的運動，起碼也能給自己好心情。」

連主治醫師都建議：「歌唱對帕金森氏症病患非常好！」之後我就決定去參加歌唱班。

唱歌一年多以後，聽家人的意見，又加報劉○康老師的歌唱班。劉老師教我們的一個祕訣是：「笑肌、軟顎、老鼠嘴」，並且讓我們有機會上歌唱坊唱卡拉OK，然後老師會一一個別講評。就在這幾年裡，我對歌唱從陌生到熟悉，從不會唱到常常唱，在家裡或爬山健行中，也一直哼著歌曲，也顧不著旁邊人是否遭到「噪音」的威脅，自己樂在其中！

後來，又在教會的場地，參加了宋○加老師、葉○梅老師的歌

註2:1　小學四年級，我自動報名學校的合唱團，指揮老師是劉老師，劉老師是學校為了奪取佳績特別重金聘請來的，要求十分嚴格。第一天練唱，老師突然在練唱時中斷兩次。第二次後，指著我和旁邊的同學說：「你們兩人怎麼用低八度來唱歌？下課後留下來！」我感覺很沒面子。下課後我留下來了，另一位同學卻溜走了。劉老師問：「另外一個呢？」我回答：「我不認識他。」劉老師要我明天再來。隔天，我再去上課時，另一位同學並沒有出現，劉老師也好像忘了這件事。當時我年紀小，不敢主動問老師：「我犯了什麼錯？」

從此，我自己自暴自棄，放棄了歌唱，從來對唱歌也沒信心，直到最近才改觀。

唱班，培養出唱歌的興趣來。

勤練平甩功

我也報名參加李鳳山師父的平甩功。平甩功簡單有效、易學好用，我隨時只要有十分鐘的時間（一次五下，可做一百次五下），有半個榻榻米的空間，就可以做平甩功了。對心情的調適、身體的平衡感和右手的恢復力氣等，確實有不小的幫助。我也曾跟著到東部偏遠地區做「平甩傳愛活動」。遺憾的是後來因故就沒有參加團練和傳愛活動了。但我對李師父及幾位師兄、師姐的教導，一直銘感在心！

鄉下靜養

我要特別感謝舍妹夫婦一度提供我一間客房，讓我有空往屏東鄉下小住幾天。那裡空氣好，又是經常藍天白雲，十分舒暢。我早晚去跑堤防，從原來顛顛倒倒跑到平平穩穩，跑完回去泡熱水澡；又學會頭部頂者礦泉水瓶靜坐三十分鐘以上。屏東難得下雨，如果遇到雨天，我就在二樓走廊上做超級慢跑。這樣的日子共有十來趟，每趟一週到三週不等，合計一百八十天，很感謝他們夫婦提供我靜養和休憩的機會。

第三節 憑藉意志力與信仰

靠著意志力

我服公職三十多年。有幸回老單位當組長時，總是對同仁說：「咱們用意志力突破，幹到底！」這句話，被同仁在同樂會的時候拿來模仿逗趣。我也常說：拿破崙的字典裡面沒有「難」字，我的字典裡面卻沒有「易」字，因為往後人生所遇的問題都很棘手困難，必須有堅強的意志力來突破與克服。何況後來罹患帕金森氏症，這種慢性病雖然還沒有立即可見的危險，但許多人的生命會因而為之改變。當我被確診為帕金森氏症的時候，回家告訴內人時，還安慰自己幸好不是癌症或中風，只是「慢性病」而已！因為這個病還有「時間」，讓我有機會用意志力來突破病情！

倚靠信仰力量

我在退休後幾年，才受洗成為基督徒。我的宗教信仰是把一切難事、一切危險的事都託付給上帝。教會牧者周獻崇長老證道時，常引用《聖經》上的一句話：「因祂受的刑罰，我們得平安；因祂受的鞭傷，我們得醫治。」（〈以賽亞書〉53:5）這是我剛開始信主時所得到的教導。我覺得這一段話，對我的病情有莫大穩定的作用，所以我每天做晨禱，期望在信仰中獲得神的同在與祝福。尤其我認為在面對病情時，神做祂的工，我盡我的力，盡量不要抱怨，保持情緒安穩與內心平靜。

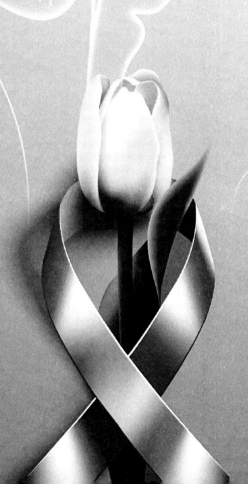

第三章

藥物併發症

第一節 初期併發症

便祕

　　診斷確認後，我便成了慢性病的病人，每三個月到醫院的神經內科回診一次，並領取慢性處方箋，開始每天服用大大小小的藥物。服藥初期就出現便祕的後遺症，並且嚴重到每次如廁時都要用浣腸劑協助。有一次不知浣腸劑已經用光了，結果那一回竟然在廁所裡奮戰了三個小時才能出來，真可謂「痛不欲生」！後來雖請醫生加了軟便的瀉藥，但便祕卻一直是每天的一大難題。後來，我從個人的體驗及看書、看診中，得到以下克服便祕的心得[註3：1]。

註3：1　1. 每當我感覺有便意時，就要儘早如廁。我先將硬便擠到肛門口，然後開始變換招數，先往上提（縮回）三至四次，再把力氣放在肛門口，才再度用力向下擠壓，就這樣多次來回，大概十分鐘就解決了。這種方法主要是促進腸道的蠕動。其實順利的話，當你上提的時候，因為反作用力的關係，便便反而自己會掉下來。

　　　　2. 法國醫師 Sladmann 建議：坐馬桶不好，因為身體會向前傾，這樣直腸的角度是斜的較小，不易排便。如果雙腳踩著矮板凳（個人體驗，若臨時找不到矮板凳，踮起腳尖也可以將就），上身保持正直，這時直腸的角度較大，就容易排便了。

　　　　3. 近日，我去看了永和耕莘醫院神經內科方○欽醫師的門診。他在網路上開了自己的節目影片，對各種神經內科等症狀都有獨到的見解，用詞淺顯易懂，又很幽默。我掛他的門診，請教便祕和睡不好的問題。他開的處方很特別，要我停掉原先睡前吃的兩顆瀉藥和早上吃的一包另一種瀉藥，改為每晚睡前吃美定隆（Mestinon）一顆，竟然隔天早上就有效，如廁很快就解決。現在已加到早晚各一顆，美定隆的臨床用途是「重症肌無力」，竟然對便祕有效，真是神奇！惟睡不好的情形雖有改善些，但每晚仍然醒來一到三次。我信得過方醫師，正在配合用藥調整中。

全身發癢

　　其次是全身發癢問題，每次洗熱水澡的時候全身發癢得不得了，必須在還沒有沖水前，先用較粗的長條菜瓜絲網，將全身好好刷過一遍後才能沖熱水，否則必然會因為忍不住全身搔癢而終止洗澡。

脾氣暴躁易怒

　　再來是躁鬱症，患病後我的脾氣變得很不好，動輒發怒波及家人，很難被侍候。為此，一度尋求精神科醫師的協助，並住院治療。

　　在我看來，帕金森氏症似乎三不五時會激發一些原本不以為意的狀況，讓人在措手不及中，慢慢學習、應對及適應。因為每個人的情況都不同，也缺少任何標準化作業系統（SOP）可以遵循，病患與家屬只有靠不斷學習，來面對每個階段的挑戰。

第二節　猝睡症（還繼續走路）

　　如前一章提過，有一段時間，我在行走中會瞬間睡著後還繼續前進。這是怎樣發現的呢？先前是坐捷運的時候，有幾次突然發現手機掉到地板上，我以為是人太累後睡著的緣故。後來在家裡坐著休息時，突然發現牆角就在自己眼前。我當時以為還好，畢竟自己可以像雷達玩具車一樣，遇到障礙物會自動停住，也沒再多想。直

到有一天，我自己一個人在社區裡散步，走著走著，突然「砰！」的一聲，人竟然在毫無知覺的情況下撞到停在旁邊的車子，還好只是家用小轎車，不是大卡車，否則後果不堪設想！回頭看到附近一位坐在家門口的老人家，驚訝地對我說：「明明看你走得好好的，怎麼自己就跑去撞車子呢？」

我知道情況很糟糕了！行進間，自己竟然會突然睡著，繼續往前走而不自知，情況真的危險。之後很快到醫院請教當時的主治大夫。乙醫師說這叫 Sleep Attacks，約有 6% 帕金森氏症病人會出現這種症狀，她安慰說：再改改藥就好了！隔天換了處方藥物後，這種症狀才獲得改善，沒有再發生。

第三節　強迫症

這些年經歷的併發症中，要算「強迫症」最難纏。一般是病患會突然變得好賭博、好花天酒地、好大吃大喝、好大肆採購等等。有一陣子，在不知不覺中，我竟然成為一個喜好上網大量購買藥物者，經常任意購買中西藥、補腎藥、養生藥，幾打幾打地購買。只要網路上看到的廣告，哪怕電話打到金門，發現該中藥鋪根本沒有這一位醫生，我還是照樣繼續上網跟所謂的「醫生」買來吃。

至於用的是什麼錢呢？各種方式，如退休金、信用卡、房子抵押貸款，甚至是瞞著家人借錢，約花了一百多萬，真是瘋了！明明

知道自己瞞著家人在做一連串壞事，卻不停地繼續一做再做，根本克制不了自己的慾望與行為……。最後，被家人發現後立即就醫，才知道是某一顆帕金森氏症藥物服用過量的後遺症：強迫症！也因此我被送到另外一所醫院精神科療養，艱難地度過「杜鵑窩」的十八天！

第四節 幻覺症（幻聽和幻視）

在發生「強迫症」後被迫接受精神科治療，過程中不知是否與其他藥物「交互作用」有關，我竟然出現嚴重的「幻覺症」，包括幻聽跟幻視輪流襲擊而來。有一陣子，我每到捷運站裡面，就聽到唱軍歌的聲音，以為要打仗了；還有一次早上拉著一個手提行李箱要南下屏東靜養，出發前先到醫院拿藥。候診時趁機到醫院附近小吃店吃早點，結果把行李箱留在店裡座位旁，逕自離開。到了診間，突然發現手提行李箱不見了，卻始終想不起來放到哪裡！最後，只能跑到醫院服務臺，詢問有沒有人撿到？最後，我前往警衛隊向他們詢問最近派出所的電話號碼，準備報案，警衛們竟回答沒有電話，於是我就開始大聲嚷叫：「真可笑，堂堂大醫院的警衛隊，竟然不知道最近派出所的電話號碼！」

我向群眾大叫幾聲後，就自己打電話查問，但電話老是忙線中。還沒打通，我突然發現整個場景發生巨大變化：

外面炸彈聲四起，接著飛砂走石，很多人披著滿身灰跑進來；而後幾個擔架上抬著受傷的人進來，工作人員穿著戰鬥裝，緊急處理傷患。○○飛彈打過來了——我心裡在想，但是電話老是不通，醫院大廳變成了野戰醫院，到處是躺著傷患的病床或擔架。

此時，軍歌聲又再次響起，工作人員也穿著野戰服裝緊急地來回奔走。最後，我累得躺在長椅上睡著了……，直到內人接到醫院社工打電話通知她，才趕緊從家裡趕到醫院來找我。經過幾番折騰，她好不容易終於找到我時，我竟然像孩子般的落淚了，我啜泣道：「妳看，○○真的打過來了！」內人先安撫我的情緒，然後說：「我們先去派出所找行李箱！」

她拉著我一起去附近派出所取得報案收條，然後到醫院警衛室調閱醫院出入口錄影帶，花費一個多小時，才從錄影帶上看到我把隨身行李箱帶到附近小吃店，然後就空著雙手離開，重新回到醫院！原來行李箱沒有被偷，而是忘了丟在小吃店內。那時候不但經常忘東忘西，丟三落四，還不時幻覺症發作，在醫院發生的戰爭驚魂，根本就是幻覺作祟。

又有一次，晚上到附近眼科看診，然後從診所走到附近藥局拿眼藥水時，距離不到五分鐘的路程，竟然寸步難行，無法動彈。只見路上坑坑洞洞（其實只是路燈照射下的明暗地面），路邊霓虹燈五顏六色、光線閃爍不定，這些燈光卻讓我迷失了方向，找不到回家的路，最後只好求助計程車司機載我回家。

到底這些幻覺症是如何產生的呢？至今仍是個謎，我猜想可能是精神科的藥和帕金森氏症的藥相互衝突也說不定。記得在住進精神科病房後期，我低頭去拉掉電腦電源線時，竟看到電源線上充滿五彩繽紛的光線在干擾著我。

　　從這些經驗中，我得出一個結論：今後不管看哪一科醫生或吃哪些處方藥物，一定要先告知醫務人員自己是帕金森氏症病患，正在服用哪些藥物。坦白告知，甚至身上要攜帶這些藥物名稱，以備不時之需。此外，也要每隔一段時間，請醫生評估自己的用藥劑量與病情進展狀況，病人本身及家屬都要有相當的警覺意識，隨時了解與掌握病人自己的狀況。

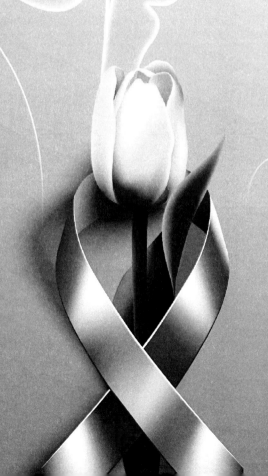

第四章

我做了深度腦部電刺激手術（DBS）

第一節 遇到兩位醫師貴人

　　得病前幾年，我曾經遊走在幾家醫院之間，只要有人介紹，就會很快改醫院掛門診。那時候，醫生開什麼，我就吃什麼，而且每當說出身體越來越無力時，醫生在沒有仔細評估下就開始加藥，如從一天兩顆的樂○○加到六顆的高劑量，最後出現嚴重的強迫症，經過一段時間之後，自己竟然都沒有察覺到，差一點釀成悲劇！

　　幸好危機也是轉機，在百般無助下，經友人介紹，內人陪我到榮總就診，最初從網路上看到蔣醫師的芳名叫蔣漢琳，想像出山東大姐大塊頭的模樣，一見面才知道像卡通漫畫中的美少女戰士。外表看起來非常聰明能幹，且醫術專精。我覺得她應該從小讀書就很厲害，大學醫科畢業起碼是前幾名，才有機會進到榮總行醫。最主要的是她很有愛心，對待任何病友都會傾聽病情，耐心回答所有的問題，並隨時會評估病情，為病人調整適當的用藥處方，給病友最大的鼓勵與安慰。但是她常常因為這樣熱誠且周到，看診的進程相當地緩慢，有時候我看隔壁幾位醫生的看診號碼已經接近尾聲，蔣醫師的號碼還停在那裡許久，所以常常上午的診，她都看到下午3、4點才看完。

　　我於心不忍，曾經建議她請幾位志工，先在外面將病友的問題先做個簡單問卷，再依看診順序送到蔣醫師那裡，讓蔣醫師直接針對問題來解答（不必重新再問一遍），看是否能夠節省問診的時間，

可惜並未被她採納，大概是我平常喜歡跟她開玩笑、嘻皮笑臉的緣故吧！

記得我第一次去看她門診的時候，內人提出我的強迫症症狀，蔣醫師馬上回答：「是樂○○吃太多的緣故，那種藥吃一顆已經太多了，你還一天吃六顆！」

「我是依照之前 B 醫院的乙醫師開的處方用藥啊！」我連忙解釋。

「那該怎麼辦呢？」內人急著問。

她不假思索地說：「只要改藥，把它拿掉就可以了！」

門診幾天後，她立即安排病床，讓我住院幾日進行藥物調整。住院期間，第一天去掉一顆樂○○，結果我全身無力；隔天，再去掉兩顆後，我便只想躺在床上，不想起來；第三天拿掉三顆後，我幾乎全身癱瘓在病床上，無法動彈！萬萬沒想到，帕金森氏症的調藥過程竟然這麼痛苦與難熬！難道是因藥物過量而彷彿上癮，必須進行戒斷過程嗎？就這樣在病房中折騰了兩個禮拜才出院，但還必需每天服用兩顆樂○○。再經過兩個月的門診之後，才完全不再服用上述藥物。這整個過程，蔣醫師真是我的救命恩人，當時若沒有她從專業上即時介入，解除樂○○藥物對我的控制，我個人的健康與家庭可能就此斷送！我彷彿經歷一場噩夢般，心有餘悸。

幾個月後，蔣醫師看我的病情日趨穩定，建議我去看功能神經外科的劉醫師，評估腦部手術的可能性。

劉醫師是一位大帥哥，全名叫劉康渡，人如其名，真的是以健康來渡化眾病友。經過他詳細查察我過去的病史，又進行相關的檢查評估後，他覺得我適合做「深度腦部電刺激手術」（Deep Brain Stimulation, DBS）。手術前幾天，還跟我和內人開術前說明會，詳細解說這個手術的目的與效果。他示範兩支即將植入腦部六公分的類晶片，仔細的告訴我們說：「我要在你的額頭上接近髮際的部位，左右兩邊各挖一個比五十元硬幣還稍大的洞，然後各植入乙支六公分長的晶片（電極導線）至視丘下核裡面。三天以後，再針對左胸部皮下組織塞進一個約兩個打火機大的發電器（神經刺激器）。這個手術有些複雜，但已經很安全了。」

　　他又說：「做了這個手術，你的帕金森氏症病情雖然無法變好，但是能維持你目前的肢體運動功能，還可以延緩惡化的速度，並減少當前服藥劑量的三分之一以上。」註4:1

　　「所以，要做就儘早做，不要拖延。」

　　接著又帶我們去隔壁病房，看一位剛做完手術的年輕人模樣。

　　我開玩笑說：「我已經長得夠醜了，不差手術後的長相！」

　　他又說：「我已做過兩百二十個案例，只有五位有些小問題，

註4:1　經過完整的評估後，如果醫生建議要動 DBS 手術，就儘早進行！有些病友會說：「我的病狀還不到那個階段。」但其實動這個手術最好是在病情尚佳的情況下。該手術一般只能維持現狀或延緩惡化的速度。像筆者在病情第一期就做了，所以現在不認識的人看不出我有帕金森氏症。如果已經到第五期坐輪椅階段，做完手術後還是要繼續坐輪椅的。所以筆者建議，寧可在狀況還好的情況下動這個手術。

後來也都解決了，這些小問題都是原來他們的其他疾病所引起的。」

這次手術前的說明會，終於讓我放下心中一顆大石頭，決定放手一搏！

當我手術完成後，他第一次巡房時，跟我說：手術的結果非常perfect（完美），要我放心療養。

沒想到我真的很放心，第二天就跟著內人散步到醫院後山，繞了一大圈才回來。隔天讓他知道時，他有些不悅的說：「天啊！你知道你是做了腦部手術嗎？爬山流汗會增加傷口發炎的風險啊！」

我才知道這個手術的嚴重性。

此後，我固定每個禮拜的某個早上，在劉醫師和蔣醫師都有上午門診的時間回診。我先去看劉醫師，請他用電腦調整我左右兩邊手腳的平衡度及有力度。因為手術之後，增加了一項帕金森氏症的併發症，就是「異動症」（Dyskinesia），全身或部分肢體出現不自主之異常動作，如抽動、扭動等等。身體變得很容易前後左右晃動，坐著的時候會雙腳不自覺地晃動，站的時候動得更厲害，有時好像猴子一樣的上下晃動。

劉醫師在診間看診時，要我來回走路給他看，然後再調整他的電腦數據後，還要跟蔣醫師協調如何加減藥物配合。我因為得到妥當的醫療，原來一些異動情形也慢慢減緩了。劉醫師也是救我生命的貴人啊！爾後，一直是他們兩人搭配，定期照護我的帕金森氏症。

第二節 全家族人一開始的反對

　　我雖然同意了劉醫師做腦部手術，但是在家族會議中全部兄嫂弟妹都沒有人贊同。因為腦部手術非同小可，一有閃失可能成為植物人。開刀之前，我剛好參加大學同學會前往花東旅遊，同學中也沒有人贊成，都說要慎重考慮。

　　「不如我們多訪問幾位專家，可以說服家族，自己也比較心安啊！」內人如此建議。

　　「我知道花蓮○○醫院有個專門看帕金森氏症的醫生。」我說道。

　　「我們明天一早就去看他！」內人上網查到陳○源醫師的門診後說道。

　　我倆不計後山有多遠，決定跑到花蓮○○醫院找到陳醫師，徵詢第二種意見。陳醫師說他已經做過一百八十多個案例，並且很詳細地解說做這個手術的必要性與風險性，讓我完全安心，並且把資料帶回給家人看，讓他們放心。另外，我們順路走訪在花東的李姓好友。他說，剛好有個球友也做過這種手術，手術後的他網球打得嚇嚇叫哩！更增強了我的信心。

　　類似這種複雜的手術，一定要有 second opinion（第二個專家的意見），這很重要。很巧的是，在我進駐北榮醫院病房時，竟然接到花蓮○○醫院行政護理師的電話，我告訴她說，我決定在臺北附近醫院進行！感謝陳醫師提供很多有力（利）的資訊，讓我穩定

自己的決心並說服了家人。

第三節 手術前的準備和花費

手術之前，我偷偷地留下遺書。除了一些私事外，還包括「不搶救」或「大體捐贈」的事。我想活到現在，好像也沒有什麼還需要牽掛的，一生盡心盡力，也得到相當的回饋，沒有任何遺憾，所以我真的可以放手一搏！

也因為信仰的關係，我心裡非常平靜，認為上帝會為我做最妥當的安排，讓我把一切都交給祂吧！可是當一切準備妥當，最後戴上頭盔，太陽穴兩邊各有一根鐵棒一夾緊的時候，有些疼痛，突然有一點緊張不安從心底升起，不過一閃即逝。也因為全身麻醉的作用，不久就昏迷了，一醒來已經是八個小時後的事啦！

手術中，內人在外面焦急的等候著。過程中，她不能離開，因為醫師隨時有事要她下決心或做保證等註4：2。

許多人好奇的問：這個手術一共要花多少費用呢？原來約要新臺幣一百多萬元，但是現在因為有機會向健保爭取部分負擔，我只

註4：2 內人看了婆婆對公公晚年照顧疾病之辛勞，早些時候就說過：「每個人都要好好照顧自己，避免仰賴他人！」這兩年來，我住院七次之多，都是靠她張羅一切，不離不棄的照顧。她說：「我說不要仰賴他人，其實只是給你的提醒而已，希望你好好愛護自己健康。」我非常感謝她！

繳了上述費用的一至兩成。還有我們有時也會出國旅行，所以又多買了一支遙控器，約新臺幣九萬元，該公司會有搭配專人提供操作訓練與售後服務。病人遇到醫生不在旁的時候，就可以自行簡單操作調整 DBS 胸前神經刺激器的電流度數。

第四節 術後復健歷程

練習身體的協調

　　術後，我曾經在河濱好幾週練習騎單車，一直到有一次不知因為何故而摔倒，爬起來後迷迷糊糊的坐在路旁稍事休息，被路人發現額頭正在流血，緊急叫救護車，送到附近醫院的急診部門處理。內人收到醫院通知，慌亂中趕到急診處，陪著我做頭部電腦斷層等檢查，雖然我只有皮肉擦傷，幸無大礙，但從此不敢再單獨騎車出門！雖然許多醫學報導，都說騎單車可以幫助帕金森氏症病人訓練平衡感，是一項很適合我們這種人的運動，但有了上述意外摔倒後，家人們都反對我再去騎車了，我只好靠散步、慢跑、甩手等運動，來加強身體的協調練習。

「異動症」與「無力感」的無奈

　　做了 DBS 腦部手術之後，起初還是會出現一些帕金森氏症的併發症，整整歷經三年的調適，身體各方面的動作協調才逐漸恢復

過來。在這段期間，病況也是起起伏伏。我是靠著是意志力與信仰，堅信著：自己罹患的這種疾病一定會出現進步與突破，一步一步慢慢地走過來！

到了帕金森氏症中期階段，如果藥物濃度太高，或者DBS電流太強，患者就會出現「異動症」，無法控制自己的身體顫動；藥物濃度或電流不足時，則會出現「斷電」（off期），想動卻動不了的現象（學術名稱叫「劑末現象」）。患者意識清醒卻無法控制自身動作，我把它稱為「無力感」。

「異動症」跟「無力感」之間有很複雜的交叉關係，當我異動得很嚴重時，劉醫師可能在他的電腦上要降低機器的度數，還有左右邊（手腳）的平衡度；還要跟蔣醫師協調藥物處方的調整。當我反映這幾天在家裡常常有無力感，不能做任何事時，劉醫師就需要調升機器的度數，也可能協調蔣醫生增加我某種藥量。有時劉醫師看我左右不平衡時，又要關照到調整左右不同的度數。這是一種經驗值和專業度，一般人很難理解，所以建議手術後的病友們，在初期未穩定時盡量減少出國，因為雖然遙控器在你我手上，也只能調整左右邊的度數，效果有限。

設法克服「異動症」跟「無力感」

身體出現「異動」的症狀時，我經常會站立不穩，四肢擺動不已，即使是坐的時候，一樣會有身子搖晃動的情形。每逢遇有類似

問題時，我一定會現場掛號儘早看門診，還學會「在什麼時間做什麼事」比較有效。比方說，在藥效減弱全身無力的時候，我就做一些不用動手的事情，例如看書、看電視；等到身上力氣恢復的時候，再去走路、運動、敲鍵盤或者寫字、做家事等。即使在力氣不足的時候，又必須寫字，我會容許自己寫得差一點也沒關係，而且用毛筆寫字更自在些。

過程中，有時難免會引起旁人異樣的眼光！有一位特別關心我的阿嬤教友，做禮拜完畢的時候，竟然問我：「我看到你身體一直在搖動，是不是有什麼問題？」

我只有跟她說：「抱歉了，醫生說這是異動症，慢慢調整就會改善的。」

又有一次，我說好跟以前學校的老弟們一起參觀一個很特別的地方。行前到旅館會合聊天，沒想到隨後主辦人私底下告訴我：「學長，對不起，請您不要去了！看您一個長者坐在第一排一直在搖頭晃腦的，不是很好看。」

「好吧！」我也馬上答應了，但心裡還是有一點遺憾與難過。

要精算一下出國備用藥物

作為病人，要隨時多準備一些藥物在身上。如果非出國不可，一定要算好藥物的準確用量。某次我出國較長時間，雖然準備足夠的藥，最後竟然發現還是缺了一個禮拜的藥量。原來院方一個月只

能給四週共二十八天的藥量，幾個月下來就少了好幾天的藥。而我是在最後幾個禮拜才發覺的，只好每天降低藥量，但是因為控制不良，回國前兩天就幾乎沒有藥可吃了。那一次，讓我差一點上不了回家的飛機！

多給自己鼓勵

開刀後，這三年來，我的病情在異動症和無力感之間不斷交織變化。我在第一年因適應不良，常常以現場加號的方式臨時提前回診。所幸兩位醫師都很有愛心，讓我加號，否則真不堪設想。至於身體又出現嚴重異動時，我走路（或健行、爬山）就要特別小心謹慎，希望不會影響到別人，自己也不會跌倒受傷，甚至可以坐下來休息片刻。

直到今天，我的異動情形已經降低到連旁人都不易察覺的地步，只有偶爾吃飯時雙腳在桌下晃動，會不小心踢到內人的腳，而且藥量也減到只剩三分之一，超過一般病友的進程。劉醫師很客氣地誇讚我是病人中的「模範生」，我也相當開心地告訴他：自己非常努力，治療效果相當不錯。感謝主！替我找到了兩位傑出又善良的好醫師！

這些年，因為這個病，讓我真的能夠身體力行「兵來將擋，水來土掩，毫無所懼」這句話，這是磨練，也是上帝給我的恩典！

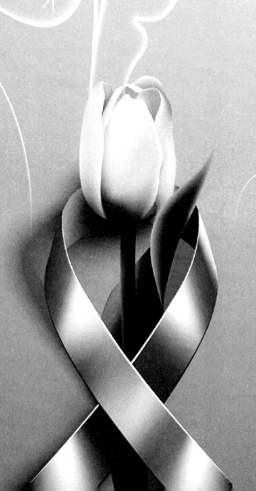

第五章

心中的苦毒
才是主要病因

第一節 踩到人家的地盤

這幾年，我三不五時會對家人提起退休前，有一個讓我「過不去」的人（姑且稱之為「甲處長」）的種種劣行。有一次，內人終於忍不住對我說：「你就是忘不了這個人，所以帕金森氏症才跟你過不去！」

「什麼？請妳再講一遍。」我因為耳朵有點重聽，乃請她再講一遍。

「你就是一直沒辦法原諒他，所以造成心中的苦毒，害自己得了病。」

我恍然大悟，原來這個人所帶給我的傷害是如此深遠！我真的念念不忘他給我的打擊，心中一次又一次抱怨他的種種。就這樣，抱怨讓自己心裡鬱悶變成苦毒，然後就可能造成腦部中毒……。而帕金森氏症的主要病因之一是「壓力」，心中長期的苦毒，不就正好成為壓力的來源嗎？

我隨即對內人說：「妳真英明，知道我的苦毒所在，正是這個讓我久久揮之不去的傢伙啊！」

回首前塵，正是留學回國的最初幾年，我曾在某校開一門「特殊教育與生涯發展」通識課，一共有八十六個學生選修，是學校難得一見的熱門課程。到了期末，我們打算舉辦一個課程成果發表會（詳見附錄一），並且在發表會後半段，歡送當時因病即將離職治

療的○校長。當時修課學生別出心裁，預先設法訪問校長夫人，暢談校長的為人處世與愛校育人的生活點滴，末了她還很感性的補了「來世還要嫁給○校長」的一段話。

到了期末成果發表會彷彿要結束之前，校長抱病上臺致詞之後，現場突然播出校長夫人的訪談錄音，還請她以神祕嘉賓的身分從後臺走出來，讓臺上的校長驚喜不已，接著很有默契地從同學手中捧起花束，獻給臺上的另一半，彼此相擁而泣，場面溫馨感人。而後臺下同學們全體起立，列隊成兩排，高唱「我們要向您獻上最敬禮……」（〈遍地桃李〉這首歌），歡送臺上的兩位嘉賓。過程中，校長跟學生逐一握手，氣氛感人，許多人為此落下眼淚。

至於上述安排，大多來自同學的發想與組織，甚至為了做校長夫人的訪談錄音與事先活動的彩排演練，不少同學還自動放棄週末兩天的外出。沒想到活動後第二天，副校長在校務主管會報中宣布：「各單位歡送校長的活動，要比照日前某系學生期末成果報告的創意方式辦理。」當時，離校長退休還有一個半月，副校長的宣告帶給各單位很大的壓力。而這位日後給我處處刁難的甲處長，聽了也很不以為然的說：「這算什麼課程！程某人只是愛作秀而已！」

我那時還沒有察覺到這些批評聲浪，以及甲某人的抱怨。而我這個來自外校的「非校友」人士，已經在不知不覺中踩到人家的「地盤」了，因為甲處長是該校的「地頭王」，自大學畢業後就留校當助教，從來沒有一天離開過學校。而我就這麼大剌剌地在他的地盤

上，辦起充滿創意的學生期末報告及校長歡送會！雖然事後學校高層相當肯定，卻給其他單位帶來不少壓力，也引起甲處長的不滿與嘲諷！

第二節 事事刁難與阻攔

幾年後，我有機會申請到國科會獎助，出國一年訪問研究。行前剛好副教授屆滿三年，依規定可以申請升等教授，但當申請書及所有文件、研究論文逐級送上去的時候，擔任教評會主席的甲某人故意刁難，說我已被學校「解聘」了，不可申請升等。那時，我服務的學校人事作業比較特殊，凡出國一年以上者皆暫時以解聘，返國後再聘回原來學校任職。我那時年輕氣盛，為此特別請假回國，向學校提出申訴。甲處長的助理勸我不要據理力爭，說道：「得罪他的人，以後在校內更不要想升等了。」

沒想到我當時竟鐵了心（太ㄍㄧㄥ啦！），不顧後果地申訴到底。終於案件呈報到教育部，得出：該校解聘因公出國一年教師的做法，於法不合，要求改正，並讓我得依程序規定繼續辦理升等事宜。沒想到甲某人以教評會主席身分，找了三個「殺手級」的教授來審查我的升等論文，結果二比一未獲通過。幾年後，我只能以副教授身分黯然退休。

此期間，我有幸被調職到另一個高層單位工作，因勤奮且創新工作，連續三年獲得行政院有關行政革新獎勵，而被長官特別拔擢晉升某處處長。甲某人當時是該校教務長，竟然在某個週一週會上，公開批評我這個管轄該校業務的上司「工作不務實，只會作秀」等等。後來為了提升學校的研究風氣，在我任內首度爭取到上級數千萬補助，聘請大牌教授擔任評審，審定出所屬院校教師每人最多新臺幣十萬元的研究計畫。那一次，一共核定了一百二十六個研究計畫。一個月後，當我召集各校教務長來開研究計畫協調會，討論如何有效應用這些難得爭取到的研究經費時，甲某人當時竟然在會中「放炮」，很不客氣的發言指責：「補助單位到現在經費還沒有撥下來，叫我們如何開始做研究？」

我的承辦同仁隨即跟大家解釋，因為是第一次，補助單位撥款期程有所耽擱，請求包涵。我當然知道甲某人找碴，分明就是針對我個人而來，並且有意當眾要讓我難堪！後來各校如期進行研究計畫，到年底結案前，我希望各校進行品質控管，自行審查研究報告品質後，才呈報到上面，以維持各研究計畫應有的研究水準；然後，再擇優選入「特殊教育學術研討會」，進行論文發表。沒想到甲某人所屬學校完全不照上述規定辦理，繳上來的研究報告都沒有經過任何審查，只由他一個人大筆一揮，簽個名字就送上來，完全忽視上級的規定。當時我知道後，為了顧全大局，不想鬧僵，強忍住沒

有將該校退件拒收，但我深知他又故意針對我而來，表明「我就是不按照你的規定審查，看你拿我怎麼辦？」的挑釁態度，公私不分！

第三節 他竟因我高升

萬萬沒想到，兩年半後，我調任回母校當副校長，而接我處長位子的人竟然是甲某人！話說我因在國內外進修時日較長，有一些資歷不夠，資績分數也相對不如人，根本排不上當年晉升處長的候選名冊裡面。但因為後來的工作表現，也遇到幾位貴人無私的推薦，獲得長官特例拔擢，才得以榮升。爾後兩年半，在日夜勤奮且創新中度過，身體肩頸頭痛的問題持續出現。

而沒有任何教育行政資歷的甲某人，卻因為循著我「資歷不足，卻表現很好」的案例，再加上一些人際關係，竟然在我調職後，直接接任我留下的處長職缺！記得消息傳來的當晚，我徹夜難眠，只能在自家頂樓不斷踱步，祈求將心中悶氣一掃而空，這種連作夢也沒想到的境況，迄今回想仍然心有餘恨！

當甲某人接任處長職缺消息傳開後，居然有該校的某主管「具名」告狀，說他在學校內喝酒打牌、結黨營私的種種惡行，不該被提升云云。但遲了一步，因為此人事案已經由權責長官批准，難以更動，故檢舉告狀案不被受理。既然木已成舟，我只能接受，只期

盼甲處長可以好好延續原先我正在執行的政策計畫[5:1]，並善待曾經跟我「同甘苦，共患難」的幹部。

第四節 由「不滿」而生「苦毒」

只是事與願違！當甲某人被布達上任的那一天，我原本準備好好跟他辦理交接事宜，他竟然藉故沒空不願見我，一連三次都沒能

[5:1] 以前，特殊教育學校向來沒有編列研究的預算，有的只是個別教師憑個人本事向國科會申請到研究計畫。但國科會的研究案又以學術研究為主（不以應用性為主），且較偏向量化的研究（質性研究較少能獲得補助）。

自從我擔任處長以來，我發覺教育措施有必要跟進時代腳步。比方說，特殊教育著作金像獎規定參加者，要用六百字格式紙上的論文呈報（哪怕打字也要套用格子）。從前是防止有人抄襲別人的作品所做的規定，但現在是什麼時候了？又比方說，每個月系上要填列兩位老師的教學績效評估乙次，督導功能不高但作業繁瑣，耗費人力、物力！

所以，我好不容易向上級要來每年幾千萬的研究經費預算，一定要用在刀口上，因此規定申請這筆研究經費的教師：

第一，要在特殊教育革新案的架構裡面，即：

1. 研究案（自己提的有關教育的研究計畫）。

2. 落實案（上一年度研究案已被批准的落實計畫）。

3. 興革案（舊有法規不合時宜的，有待修正者）。

第二，各校需有自己審查的機制。

第三，每個研究案最多只能報十萬元以下的經費，以利有更多教師投入研究。

如此，每年最多可以補助一百五十件教師的研究計畫，再選優辦理特殊教育學術研討會。此案一出，各特殊教育教師如獲甘霖，特殊教育之研究與革新，漸漸蔚為風氣，應該指日可待。

見面，最後我只能放棄此項業務交接。後來他在任的兩年期間，甲某人不但未能延續原來的特殊教育革新案，並且將上級補助的幾千萬研究經費私心自用：凡是他原來的學校報的研究計畫，一律核准通過且如數補助款項，哪怕申請人只提出一頁研究計畫也放行；至於其他學校則不易通過，其偏袒程度令人難以想像。

據聞甲某人在處長任內，不但缺乏創新與建樹，每逢見長官時喜歡手持一本英文書，以「外國月亮比較圓」的那一套，隨意翻到某一頁，就聲稱人家國外的特殊教育是如何重視教學，而非研究等等，藉此反駁我當初在任內，辛苦力推各特校教師，教學與研究兼顧的政策措施。

他領導同事的做法，更與我大相逕庭註5：2。他禁止各同仁過去

註5：2　我的辦公室在鄉下，離上級單位甚遠，一件公文往返，至少要兩天。我到任處長之初，聽說有個同事的公文被長官退件十餘次，每天坐在辦公桌前，兩眼看著天花板發呆，不知如何是好。我找他來問：「為什麼不直接去問長官到底要的是什麼呢？」他回答說：「我又不能自己去見長官。」

我說：「你職責所在，面報各階層的長官是應該的。這一次，我陪你一起去見長官，當面了解長官的意旨，回來再做案。」

果然，一次見效了！見了長官之後，才知道長官不知道有新法令，單位同仁也沒有呈現新法令，所以才會有退件情事發生。後來我就規定，凡是重要而複雜的公文案，一律「持呈」，即當面向長官面報。起初面報前，我們還先在我辦公室做演練，演練長官可能質疑的問題。此後，雖然從我辦公室到上級單位行程有段距離，但公文效率非常地高，同僚也信心十足，工作士氣十分高昂。

「持呈」的好處有三：1. 公文不再「旅行」；2. 長官也樂於與屬下面見談論案情；3. 同仁績效卓著，有利日後升遷。

兩年半來已經可直接面見長官呈報的慣例，重新規定只有他個人才能面見長官，且要透過他來傳達上級的指示。特別可議之處乃是：如上級長官對公文內容有所責難，他馬上把責任推卸給屬下，讓長官常常一通電話打來，找到那個承辦人痛罵一頓。追根究柢，還是甲某人無法在工作中扛起主管責任，其「一人獨攬」的領導風格，和「遇事卸責」的消極態度，讓同仁動輒得咎，無所適從！原來單位中各同仁主動積極、創造革新、士氣高昂等工作氛圍，在甲處長任內已蕩然無存！

為此，我的前副處長和幾位幹練的老同事，經常私底下向我訴苦，抱怨甲某人上任後，屬下個個唉聲嘆氣，從此工作品質與效率一落千丈……，而我卻愛莫能助，只能跟著唏噓不已。幾年後，鑑於甲某人在位期間，種種「外行領導內行」的荒唐行徑，上級決定該職位不再破格任用最高學歷者。當時管人事的主管，見到我時感嘆地說：「要不是循著你的例子，他（甲某人）就占不了這上層處長的缺，長官也很後悔提拔這個人。以後這個處長的位子，就不會有特例，再用你們這些資歷不足的博士了。」

許多年後的今天，我發覺：自己竟然因對他長期的「不滿」，而變成心中的「怨懟」。迄今，我還牢牢記住這段不堪的往事，依然無法「饒恕」這個人對我於公於私的傷害！他成為我的「苦毒」，從

心中的苦毒化為腦中的病毒，這才是我發病主要原因之一啊！註5:3

註5:3　其實，另一項重大的苦毒，是層級很高的長官——乙某人對我直接的打壓與迫害。乙某人真是一個失德、無能，愧對國人之輩！最初以誣告戰友來獲取官位，一上任即取消前任首長幾項的良善政策。當年我因公事上沒有聽從他的偏頗意見，而成為他的眼中釘。沒想到等到我退休後，竟然被他「繼續追殺」，三度阻擋我成立○○民間組織，並以該組織上百位發起人只是「人頭」的偽造文書之罪名，到法院控告我。後來經法院詳查，以不起訴處分，卻讓我傷痕累累，難以向老單位繼續效力！也愧對這兩年來與我共同努力籌備成立社團的同僚。如今道來，仍會心有餘怨。

但因對方曾位居高層，且涉及高級長官之間敏感的互動關係，怕會影響到很多人，而忍痛刪除整個篇幅，但求讀友諸君諒解！

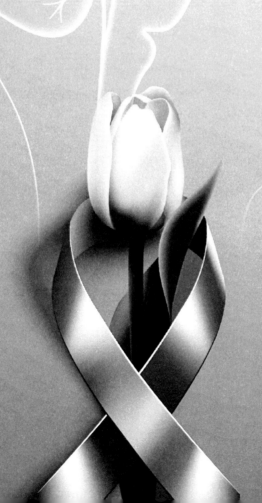

第六章

病中的省思
與信仰的成長

第一節 自我省思與檢討

如今想來，對於這位曾經對我內心傷害很大的甲某人，我應該把他視為我的「貴人」，因為他「促使」我心靈生命的成長。我先檢討自己其實也有不對的地方：

第一，我太「冒尖」了，不顧別人的感受。打從鄉下小學一年級開始，我就在六學年、十二學期下來，幾乎沒有離開第一名和班長的頭銜。初中也當了幾次幹部，高中考上第一志願中學；大學更是以極優成績考進，並以最佳成績畢業。服務公職工作以後更是以第一、最好、創新、突破等當使命自許，只知道蠻幹、傻幹與硬幹，也沒想到這麼做會傷害或影響到別人。

「你在退休前做了那麼多自認為具有開創性的案子，你離開那個單位後，有哪幾項傳承下來了？」內人很有技巧地問我。

我想了一想，說：「完整的一項也沒有！」

「那不等於坐實了甲處長所批評的，你是在『作秀』啊！因為你說過，為何別人都趕不上你？那不是你自己的問題嗎？」我聽後，很佩服內人的智慧。

第二，我踩了別人的地盤還渾然不知，所以也沒有致歉、表達善意，包括才屆滿副教授三年就要提升等教授，並且馬上要出國一年，叫旁邊的同仁情何以堪啊！我仗著自己是合法、按規定，卻沒有顧慮到旁邊的人「心裡感受」的問題。

第三，特別是我升為上層單位處長時，若能對當時的甲某人移樽就教、虛心請益或約個時間餐敘，應該不是難事，我竟懷怨在心而沒有做到！其實他也擁有美國大學的博士學位，術業有專攻且能言善道，也真是個人才啊！

因為曾經歷甲處長打擊我的苦毒經驗，讓我重新省思自己過去對人的論斷，勉勵自己學習饒恕別人。

第二節　認識神如何看待「論斷」與「饒恕」

如同《聖經》對「論斷」他人的看法，可以隨時提醒自己：

一、你若論斷人，也會被論斷：「你們不要論斷人，免得你們被論斷，因為你們怎樣論斷人，也必怎樣被論斷。」（〈馬太福音〉7:2）

二、只有神有論斷人的權柄：「人不可僭越，設立律法和判斷人，只有一位，就是那個能救人也能滅人的（神）。你是誰？竟敢論斷別人啊！」（〈雅各書〉4:12）

三、人生而有原罪：人生而就是以自我為中心，來分別善惡，隨意以自己的意見批評論斷的註6:1。

註6:1　亞當因為不聽上帝的話，吃了分別善惡樹的果子，就犯了罪而被趕出伊甸園。為什麼？因為吃了分別善惡樹的果子，就會用自己的標準來論斷別人的罪犯，這是僭越了神的權能，是上帝所不允許的。

四、論斷人的，自己也一樣：「你論斷人行這樣事的人，自己所行的卻和別人一樣，以為能逃脫神的審判嗎？」（〈羅馬書〉2:3）

五、看別人眼中有刺，不知自己眼中有梁木：「你這假冒為善的人，先去掉自己眼中的梁木，然後才能看得清楚去量你的弟兄眼中的刺。」（〈馬太福音〉7:5）

所以我期勉自己：從今以後只要祝福他人，不要抱怨詛咒；只要相愛，不要論斷。愛能遮掩許多的罪惡，也能帶來神的恩典與祝福。

面對別人給我的苦毒與論斷，我更需要學習「饒恕」：

一、神的選民要互相包容，彼此饒恕：「你們既是神的選民，就要存憐憫、恩慈、謙虛、溫柔、忍耐的心。倘若這人與那人有嫌隙，總要彼此包容，彼此饒恕。主怎樣饒恕了你們，你們也要怎樣饒恕人。」（〈歌羅西書〉3:12~13）

二、聽道的人要愛你的仇敵，要幫助他：「恨你們的，要待他好。」（〈路加福音〉6:27）「你的仇敵餓了，就給他飯吃；若渴了，就給他水喝。」（〈箴言〉25:21）

三、無數次的饒恕：「那時彼得前來對耶穌說，主啊，我弟兄得罪我，我當饒恕他幾次呢？到七次可以嗎？耶穌說，我對你說，不是七次，還是到七十個七次。」（〈馬太福音〉18:21~22）

四、一切的苦毒都要除掉：「一切的苦毒、惱恨、忿怒、嚷鬧、誹謗，並一切的惡毒，都當從你們中間除掉，並要以恩慈相待，存

憐憫的心，彼此饒恕，正如神在基督裡饒恕了你們一樣。」（〈以弗所書〉4:31~32）。

所以從今起，我要學習遵守《聖經》上的話語：只要喜樂，不要苦毒；只要包容，不要計較；只要饒恕，不要定罪。只有寬諒別人，才能解開自己被綑綁的心靈，得以釋放自由──這是何等的福氣啊！

第三節 我應學會「順服」與「服事」

過去的我太執著於「操之在我」的信念，以為只要擇善固執，就能「所向無敵」。殊不知這只是自己一廂情願的看法！如何學習「順服神」，我現在的理解包含底下幾項：

第一，放棄自我意識和獨斷的自我意志，任何事情不能走在神的前面。

第二，真誠的認罪悔改，誠實的轉向神。

第三，對於當前的苦難和未來的走向，必須先求告神的指示或引導。

第四，聆聽神的聲音，每天靈修禱告，進入《聖經》裡聆聽神的教導。

除了順從神的旨意，愛人、助人，還要為主做事工，來「服事神」，例如：

第一，看教會裡有什麼事情需要我的投入。

第二，即時幫助需要幫助的人，無論是教友、鄰居或陌生人。

第三，「很會考試」是我的專長，是神給我的恩賜！我要盡我所能，義務輔導社經地位弱勢的公職考生——特別是特殊教育界退除役同仁（詳參附錄二）。

第四節 知道自己的限制與該盡的本分

帕金森氏症讓我了解到自己心力其實是很有限的，我之前大半輩子，可說是「得也成就，失也成就；成功也創新，失敗也是創新。」回想過去我所做的自己眼中的創新成就，離開單位後有哪一件傳承下來？幾乎一件也沒有完整留下來！為什麼這些辛苦的成果無人願意延續？這就是因為只靠我自己心力，沒有倚靠神意旨的結果。

《聖經》上說：「你們要休息，要知道我是神。」（〈詩篇〉46:10）唯有安靜的時候，才能聽到內心深處神的旨意，但是我每天都在緊張忙亂之中度過，根本沒有靜下心來的機會。在工作上所做的成就，到頭來都是白工，是因為我沒有順從神的旨意。

在知道自己的限度之後，接著要善盡個人的本分：畢竟心中存著愛，把神的愛傳出去。最實際的事就是要愛人如己，盡量幫助別人，這樣心裡就會充滿著喜樂。

有關「苦難」的兩個問題

（本節這兩個問題及答案，大多參考自伍宏濤牧師在北美播道會華恩堂退修會上，「苦難這個課題」的講道內容。感謝伍牧師的證道，並准許我參考運用。）

第一個問題，有些人會抱怨：「為什麼良善的神會讓人間有苦難，讓人類會生病？」

如果人人都不會生病，那該多好啊！可是仔細想想：人會生病可能是你自己找來的，也可能是外面環境的影響。

人間有苦難，主要是人類有自由意志的結果。人類有自由意志，所以人們有選擇好或壞的機會。如果選擇壞，那麼苦難就會降臨。如果人們不照顧好自己的身體，如酗酒、熬夜、工作狂等，那身體必然敗壞。這是自然律，神按自然律做工，祂不會隨意干擾自然律的運行。

人之所以為萬物之靈，是因為人類有充分的自由意志。如果神為了抽離苦難而收回人類的自由意志，人類將成為低等動物或變成第一代的機器人了。這樣一來，人間生活的多彩多姿，和人類屬靈的生命價值，將完全消失殆盡。這難道是我們所要的嗎？答案是否定的。因為祂創造人類的目的，是要人類來統管萬物（〈創世紀〉1:26~30）。

我憑信心相信神，相信神會為我做最好的安排，所以我以「咎由自取」的心情來看待自己的生病，且決定與帕金森氏症「和平相處」，毋怨毋悔，只要求從此不要再「踐踏自己的健康」了。

　　第二個問題，有人會質疑說：「我是好人啊！神為什麼會讓好人受苦、讓無辜的人受災難呢？」

　　為什麼疾病會臨到我身上呢？依據我現在的理解：

　　首先，好人偶爾也可能做壞（錯）事，而且他做的壞（錯）事可能更大、更嚴重。《老殘遊記》有一段話說：「夫天下之大事，壞於小人者十之一二，壞於不通世故之君子者，倒有十之八九也。」因為是好人做壞（錯）事，可能更武斷、更強悍，因為他自以為動機是為大家好，所以一切都是正確的，不會虛心求教，不肯聽人家勸說而一意孤行。其實最大的壞（錯）事，是好人幹出來的，所以神要我們人類好謙虛、處卑微。

　　再者，神藉著苦難來熬煉信徒。《聖經》上有很多這樣的說法：「現在的苦楚比不上將來的榮耀，經過試煉必得大喜樂；信心被試煉後，比金子還寶貴。」（〈彼得前書〉1:7）苦難跟現實生命的成長是不可分割的，所以我們要學習苦中作樂，遇到困難時歡笑以對；遇到挫折時，懷著一顆喜樂的心，勇敢向前、越挫越勇！

　　我決心今後甘心樂意地跟帕金森氏症「喜樂共舞」；當人生大限來到的時候，我能「含笑以終」！

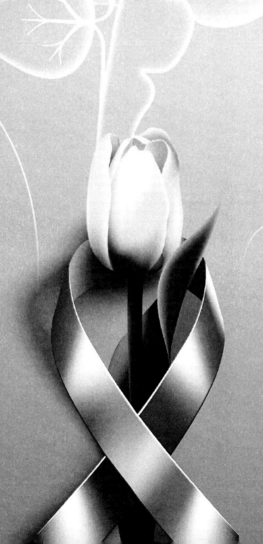

第七章

重新認識自己

第一節 造成患病的性格

回想自己高度追求完美的個性，在求學與工作中，力求創新與表現的企圖，經年處在高度的壓力下，或許也是導致生病的原因吧！

前些日子閒聊間，內人對我說：「你就是個性太《一ㄥ了。」

我聽了有些不解，回問說：「什麼叫太《一ㄥ？」

「意思是說，能力達不到那裡，卻偏偏死命地要達成那個目標，結果把自己的健康都賠進去了。」內人回答道，我聽了有點不悅。

「這不全部是缺點，也有很多優點哦！」內人又補充了一句。

「這才差不多。」我心裡想。

「你的優點，比方說：負責任啦！擇善固執啦！堅忍不拔啦！不喜歡墨守成規，好嘗試創新與突破啦！」內人舉例說道。

「缺點，比方說：太主觀啊！好高騖遠啦！過度努力啊！自不量力啊！高估自己的能力啦！」內人繼續補充。

「哦！謝謝妳，妳倒是一語道破我多年的性格盲點！」我只好承認點頭。

其實仔細想來，我的個性的確是太「主動積極」、太「追求創新與完美」啦！

內人常說：「過猶不及」，而我就犯了這個毛病。

容我暫且從「優點」來自我剖析一番。（不好意思！）

第二節 **年輕的堅持**

小學（鄉下），我連得了六個學年中十個學期的班上第一名，當了十二個學期的班長。初中考上第二志願中學，班級幹部都由同學自己選舉產生。我初一當衛生股長和學藝股長；初二上學期當副班長負責管理秩序，因管理太嚴的關係，惹得同學反彈；初二下沒當任何幹部，乃深自反省，改過自新；初三連續當兩學期班長。在第一任班長任內曾發動全班同學爭取「榮譽班」的門檻（學校規定必須一連三次秩序和清潔比賽都冠軍），而我們也做到了，但學校那些大人們卻食言而肥，結果我們自己在教室門口掛上「自動榮譽班」（也沒有大人「敢」要我們拿下），我們就一直「自我肯定」掛到第二學期畢業為止。

高中聯考考上第一志願某中學，那時人才濟濟，我只得過某一學期的學業成績第一名，也因為首創成立「○○校友會」，且發行校友會刊，忙得不可開交，因而學業有所落後。最後我卻成為「拒絕大學聯考的小子」之一[註7:1]，堅決要報考特殊教育的學校。在家父勸導下，不得不參加大學聯考，但最後一節地理科卻故意繳白卷而得零鴨蛋，放榜時還考上最高學府（臺北地勢最高的大學，雖然

註7:1　1975 年，就讀建國中學的吳祥輝出版了一本《拒絕聯考的小子》，而轟動各界，聲名大噪；我也為了報考特校，也相當程度地拒絕大學聯考，而成為當年全校高三唯二報考特殊教育的學生。

後來並未去就讀）。

而後，我以特校聯招乙組佳績考上某特校；大學四年後又以很好的成績畢業，畢業典禮時代表畢業生上臺，與蔣經國先生合照，成為一輩子的殊榮。只是剛入學之初，因太拘泥各項規定，不知變通，而被其他同學譏笑；又太嫉惡如仇，在班會上直言道：當個新生不應該陽奉陰違，應該聽從上級的指令等等[註7:2]，最後被同學譏諷為「聖人」（剩人，只剩下一個人）、「緊張大師」的綽號，可見當年真的很「白目」而不自知。

特校畢業我留校一年後，主動申請到某偏鄉任職。半年內把原來紀律渙散的某公務單位，帶成有紀律、有績效的機關。而後考取語文中心日文班，畢業後回母校任職，把○○系後段班的同學打造成士氣高昂、大考成績佳，且該年度生活競賽奪冠的模範單位。接著，又在任內報考某國立大學研究所，幸運獲得錄取。那時年輕意氣風發，研究所同學特別喜歡喊我：「長官大哥！」不論日子再怎麼變遷，他們永遠叫我「長官大哥！」（詳參附錄三）

到研究所進修，堪稱是我一生中最自由、最快樂的時光。我參加幾乎所有研究生的活動，因而認識我的內人。那時她的追求者很多，而我條件不佳，竟能打敗群雄，贏取芳心，主要靠我的誠心與

註7:2　我在班會上批評某些同學陽奉陰違、不受教等行為，實在不該等。雖然四年生實習連長當場稱讚我：「這位同學很有勇氣，說得很對，獎勵週末勞軍電影票兩張！」但隨後就有同學譏笑地說：「哼，就為了兩張電影票！」讓我一時無以自容而頹喪不已。

意志力！

　　那個階段，我剛自研究所畢業，已在某單位任職，我放棄工作單位的單身宿舍，卻在大學旁租了一個小房間。白天工作十分忙碌，我只能利用下班回來用毛筆、宣紙寫長篇情書，經常熬夜寫到天亮，然後到女生宿舍送信，再搭單位交通車上班，一上車就睡到終點站。總計寫了八十六封長信（最長的有四・五公尺），才稍稍打動她的芳心。

　　此後還發生水災事件，某年端午節校區一夜之間因大雨而水淹及胸。我雖知她不在宿舍，卻基於愛屋及烏的情感與道義，三度泅泳送乾糧和水到女生宿舍搶救。幾天後，她返回宿舍，終於在眾人的壓力下，答應與我正式交往（詳參附錄四）。

　　這事件日後在大學傳頌一時，此種當年追女朋友的用心與毅力，是否真的太ㄍㄧㄥ了？或許當年在工作與寫情書之間，忍受長期熬夜與睡眠不足的煎熬，雖打動了女友的芳心，但是否也種下日後得到帕金森氏症的遠因呢？

第三節 中年的執著

研究所畢業後，第一次到○○部任職，負責承辦特殊教育電視教學的業務，開辦青年座談節目[註7:3]與布袋戲《大家一起來》等，叫好又叫座，被譽為特殊教育電視教學的「黃金年代」之一。

服務三年半後，因績效良好獲得公費留美進修員額，但因為未符合相關規定（需已婚，但眷屬必須留在國內），幾經申訴此規定不夠符合人性云云，奮鬥了整整一年，終於使得相關單位修改法令，認可因公務需要夫妻倆得以同時出國；乃請已在國外公費進修的女友返國結婚，然後才獲准得以兩人出國進修；四年後取得博士學位，再回國服務。回國初期，第二度進入○○部當科員，幾個月後轉任某特校副教授，後晉升系主任。期間曾奉指示：研究美國民間大學預備軍官訓練團（ROTC）在我國施行之可行性，經到成功嶺對正受訓的全體大學新生做問卷，以及在國防部的協助下，召開北、中、南、東四區各大學教務長座談會，結果獲准成立我國

註7:3 長官認為特教電視教學節目，連學者專家都不一定談得好的問題，大學年輕人怎麼能表現得好？我趁著青年節要做一集青年節目「青年看特教」，乃特別邀集各大學推派的青年代表，事先好好彩排一下，結果節目播出時一炮而紅。阿兵哥們反應非常良好，很多長官也十分肯定。從此立下了主題座談也可以找青年來參與的規矩。

ROTC[註7:4]。開創我國軍事教育史上嶄新的一頁！

在該校任教與擔任系主任內，爭取到國科會預算支援。首辦國內第一屆特殊教育學術研討會，在臺北世貿國際會議中心連開四個場地。邀請到美國特殊教育期刊總主編 James Burk 擔任大會主講人。由各特校教師發表學術論文總計二十二篇，邀請各界學者四百人參與，盛況空前。

爾後，獲長官提拔，第三度進○○部工作，並到日本、新加坡

註7:4　ROTC 是美國的大學預備軍官訓練團制度，美國大學新生一開始就要選擇是否參加預備軍官訓練，參加者得享有學費部分補助，但每週末要上一天的軍事訓練且每週有一天（也許禮拜二或五），必須穿著軍服與一般同學上課（表示他是 ROTC 的一分子）。寒暑假也要接受軍事訓練。畢業後同軍官學校畢業生，同等任職，是美國軍官來源的兩個重要的途徑。在歷史中，有不少 ROTC 學生曾晉升到參謀總長聯席會議主席，幾年前的鮑爾將軍（Colin Powell）就是 ROTC 出身，他後來又被總統拔擢為國務卿。
我在因緣際會下，到美國某大學就讀博士學位，見到校園裡某一天，有一大批軍官學生在走動，以為是軍校生來訪，一問之下才知道是本校生參加 ROTC。經過指導教授的允許，我博士論文就寫有關 ROTC 學生個性發展的研究。
回國之初，因臺大副校長包教授（我高中同班同學）的引薦，得以蒙獲當時第一位文人國防部長孫先生（前臺大校長）召見，孫部長第一句就問：我國是否可以引進美國的 ROTC 制度，我說正有此項建議，孫部長馬上交辦，做一個研究計畫研究其可行性。我非常興奮，就馬上做了一個研究計畫，邀請交大丁教授（曾寫推介 ROTC 文章在報刊發表）當主持人。經批准後，先開始做臺灣版的 ROTC 規劃，再做成問卷，請在成功嶺受訓的一萬三千位大學新生做普測，得到很滿意的結果；再做北、中、南、東四個地區的各大學教務長座談，獲得絕大多數的贊同；並交由計程車公會的幾位計程車司機隨機對乘客做問卷，也得到很好的認同。經呈報國防部審議並做政策性決定下，1997 年度開始試辦 ROTC（我國名稱是「大學儲備軍官訓練團」）。因此，我對 ROTC 有很獨特的感情，在第一年招募 ROTC 時，還特別一封信鼓勵有志進入 ROTC 的大學同學們（詳參附錄五）。

參訪，籌設創辦○○中心。以創新的英語特校招生廣告，被各電視臺免費公益播出 N 次而稱頌一時。然後首創特教交通車貼招生廣告，監獄圍牆做廣告（監獄什麼沒有，圍牆最多！），並在臺北紐約紐約中心開辦特校生新制校服服裝秀（服容一號演習），把特校人性化的一面公開於世，大幅度地提升特校新生素質，並獲得行政院連續三年行政革新獎勵等殊榮。後來被破例拔擢晉升處長[註7：5]。

第四節 民間大學的舞臺

退休後，我擔任○○大學兼任副教授，計有十個學期。主要講授游伯龍講座教授創始的習慣領域（HD）課程（詳參附錄六）。每一學期兩班，近百位同學，課程中舉辦「黃金十年計畫」的教學活動，鼓勵學生想像十年後可以達到什麼人生目標；假想未來自己如何接受專訪，自己將此專訪寫出，當作作業。然後分組，每組八位同學，各組將組內所有訪談文章彙整成一期雜誌，並為雜誌命名，加個封面，作為該組團體成績，並在期末舉辦教學成果實況發表會，邀請全校師生參加。

其中，有些課程規劃「大學生的四個大夢」、「模擬約會」等

[註7：5] 依當時規定，在工作職務升遷上，因我在外進修時間累積較長，諸多資歷欠缺，晉升上層處長自是無緣。但因當年工作績效受到賞識，獲得毫無淵源的人事主管破格推薦，終於擠進原本毫無機會的候選名單內而得以晉升。

活動，事後彙集成書，由自願擔任編輯的同學聯名發表。「模擬約會」活動，受到許多大學的關注（詳參附錄七）。此外，與兩位同學共同出版《HD 的祕密：企業與特教領導達人的七十二項領導法則》；另將數百篇同學的作業改編成課堂實況劇，也與兩位同學出版《e 世代 HD：跨代溝的生命智慧》，在校內舉行新書發表會，獲得學校主管前來祝賀詞。

2012 年，有鑑於每年歲末跨年晚會後，臺北一〇一大樓市府廣場現場垃圾堆積成山，宛如災後一般，乃輔導十三位修過習慣領域課程自願的同學，成立「笑擁地球青年聯盟」（簡稱「笑盟」），號召全國大學青年兩千餘人，參加跨年收集垃圾活動，受各界響應。而後又持續了三年，服務志工被譽為「覺醒的新世代」。期間又比照美國「地球日」（由哈佛大學為首的大學生發起），我們發起成立「地球夜」，從跨年零垃圾的環境保護理念，推廣到「心靈環保」，呼籲由臺灣發起，向世界發聲的目標（詳參附錄八）。

回想在〇大兼任的那幾年，身為兼任教師，卻做得如此賣力。甚至連續三年的跨年零垃圾活動結束當晚，因群眾回家，交通擁擠，乃跟這群大學生志工留在國父紀念館的走廊上，在寒冬的地板上以睡袋過夜，這對一個年過半百的大叔來說，不但瘋狂，而且真的超級ㄍㄧㄥ！

第五節 超「ㄍㄧㄥ」的代價

以上我特教生涯及退休後到民間大學教書的經歷，其中不少是跟隨 HD 習慣領域游伯龍老師學習後的靈感。然而，我因自年輕時代即建立的「操之在我觀」，實屬超「ㄍㄧㄥ」的自以為是基本信條，也可能是影響日後發病的主要病因之一。

我在基層公職任內，恰好遇到○○部舉辦輔導論文投稿辦法。我馬上將多年來的心得彙整成「操之在我的道理」稿件提交而獲選（後來被收入輔導書籍第三章），也是唯一投稿者，榮獲頒發獎金六千元。「操之在我的道理」初稿完成於特校大三時，是我青壯時期的生活與工作的信條。全文六千餘字，遺憾的是如今已遺失，現設法想起其中的「金句」如下：

1. 成功不必在我，成功操之在我。
2. 成功與成就不同：成功是個方向，成就只是個定界；我「成就」了這地方的第一名，可能是另地方的最後一名。
3. 我永遠有成功的可能，因為我永遠面向成功邁進。
4. 永遠面向太陽，陰影永遠只能在你背後；永遠面向成功前進，失敗只能在你背後離得越遠。
5. 我可以成功而不汙染靈魂。
6. 假如你自比汙泥，那你就會成為汙泥；假如你自比蓮花，那你就會成為蓮花。

7. 什麼叫可能？就是你已把不可能變為可能時；什麼叫不可能？那是你還未把不可能變為可能時。可能與不可能，是你做不做的問題，不是難易的問題。

8. 拿破崙說：他的字典裡沒有「困難」這個字；我說：我的字典裡沒有「容易」這個字，因為我所遇到的事都是複雜而具挑戰的事。

9. 要開創新局面，一定要有第一個人，為什麼一定是別人而不是「我」？

10. 你生氣是拿別人的「不是」來責罰自己，所以我絕不生氣；你氣我不氣，我氣中了計，不氣不氣，真不氣！

11. 沒有別人的錯，只有我的錯；別人之所以不對，是因為我沒有使他對。

12. 事情沒有最好，只有更好；我永遠追求 Make a difference 的創新。

13. 凡是痛苦，皆能忍耐的；因為不能忍耐時，你已經感受不到痛苦了。

14. 誠實是當天下人皆虛偽時，我還是要誠實。

回想從前那種自以為「操之在我」拼命三郎似的生活信條，以及這些過於「ㄍㄧㄥ」的經驗習慣，讓我凡事要求完美、竭盡心力去追求與眾不同，雖然看似突破了不少工作上的瓶頸，可是這麼長期「ㄍㄧㄥ」下來的重大壓力累積，很難不生病的！所以說：成也

喜歡追求創新，敗也過於堅持創新 —— 這些太「ㄍㄧㄥ」的信念與個性，讓我付出了健康的代價！

　　現在的我知道：要成為一個有「信念」的人還不夠，還要成為一個有「信仰」的人，因為《聖經》上的金句（信念）絕對正確，而且更多元、更周延！

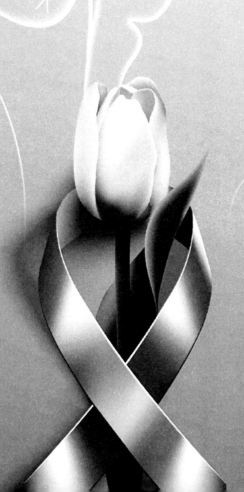

第八章

我的未來
不是夢

第一節 定期回診與內洞靜養

近來，醫師常說我治療的情況頗有進展！不認識我的旁人，也看不出我是個帕金森氏症的患者。

患病這些年，剛開始我每個月都會到醫院看診，後來改為三個月一次，定期回診。也有在情況比較嚴重的時候，立即去醫院現場掛號看醫師。如遇到現場已經掛滿額，也會請求醫師給我加號。這些年我沒自怨自艾，每次都是保持愉快的心情去看病，然後高高興興地回家，哪怕每天需要吃不少藥物，還得每週把藥分配到服用的藥盒中，我也樂此不疲。

「你怎麼又來了呢？」蔣醫師問道。

「我真想天天來看妳啦！」我一派正經地回答。

「唉呦，那我會嚇壞了！」蔣醫師也故作緊張地答道。

這樣的「醫病關係」，還頗為有趣！

我家距離全省負離子最多的內洞國家森林遊樂區不遠，在我發病初期，我們夫婦常到內洞做森林浴散步。有一次，內人突然說：「內洞環境幽靜，很適合靜養，要不要來考慮這裡住一段時間？如果附近有房子出租的話，或許可以考慮來此休養。」

我回應說：「很好啊，等我們出了內洞就去找找看。」

果然，當天就找到一間小木屋（原來是給森林小學學生的家長們住的，那段時間剛好有空屋）。我們當下就決定，隔天一早就付

了租金。爾後，我跟內人每週日做完禮拜後，就會起身前往內洞小木屋靜養幾日。每天早晚兩次都會走進內洞三層瀑布，享受負離子的療癒（這裡號稱是全臺灣負離子最多的地區）。到星期二的早上才出來。一去就是五年，剛好因風災內洞森林遊樂區關閉了兩年，之後我們又去住了三年。

我在內洞瀑布附近租屋的那段日子，每次清晨即起，步行至內洞瀑步呼吸負離子（Negative ions），沿著溪邊漫步與欣賞風景，倘佯在大自然中，離群索居，忘掉塵囂與俗世，讓心曠神怡，腦袋幾乎全部放空！這裡經常有遊客遠到慕名而來，不管是為了親近瀑布周遭的負離子，還是衝著烏來著名的溫泉療效而來。反正，那八年的確是我患病以來最感舒暢的日子，在大自然中調養，對我的療癒幫助不小註8:1。

註8:1 內洞那第一層瀑布下，每天清晨約有二、三十人（有的還穿著雨衣）盡量靠近瀑布來吸收負離子。據說，幾個月下來，很多癌症病人都變好了。
我知道一個例子，我的牙醫親戚，幾年前被告知得了胰臟癌，而後放下工作，專心一志的養病。他借住烏來教會，每天開車進內洞，就在瀑布下，躺在折疊椅上讀《聖經》與禱告。一年半後，他痊癒了，又回牙科診所工作。現在已近十年了，身體恢復了。

登山與慢跑

　　等到身體狀況較好之後，我經常在想如何以登山健行來自我挑戰！這時竟然巧遇以趙大哥為領隊的飛狼登山隊，每週六到新店、烏來、深坑、坪林、石碇等地登山健行，風雨無阻，全年無休。這些隊友真是友善更具愛心，非常照顧我的安全和體諒我的腳程，特別是領隊趙大哥，剛開始只要看到有我參加，就選擇比較平坦的山路，或者哪一段較陡有危險之虞，他會要我待在原地，等他們回來會合。我走得太慢，他們就停下來休息，等我趕上。

　　趙大哥又囑咐我，一定要唱歌記歌詞，才不會有老人失智症。所以我一個六十年來不唱歌的老先生，每次都在登山隊伍後頭吟歌高唱。大家也沒有因為受不了噪音，而要我閉嘴。

　　登山過程中，某些隊友還會隨時提醒我服藥的時間，甚至幫我打開水壺，喝水吃藥。這些山友們的不離不棄，讓我感到人情的溫暖！畢竟像我這樣行動相對比較遲緩，身體常常異動（有時走路不太平穩，像七爺、八爺一樣）的情形之下，這些登山隊友們沒有嫌棄、不會用異樣眼神看我，將我視為正常人一般，這樣的友情是多麼可貴啊！感謝趙大哥及狼主和所有的飛狼隊友，願意讓一個罹患帕金森氏症的人，跟著他們登山健行，成為我每週最期待、最快樂的一天！

　　其實，患帕金森氏症的人還是可以從事登山活動的！登山的好

處不少。

第一，吸收芬多精與負離子（空氣中的營養素）。

第二，流汗排毒。

第三，練習身體的平衡感。

第四，練習體力、耐力、意志力。

第五，山景美麗，心情愉悅。

第六，剛好可以驗收這一週來自己各項運動的成果。

不過登山過程要特別小心謹慎，注意各方面的安全措施（比方說，好的拐杖、登山鞋、禦寒衣物與熟悉自己病情的登山友人等）；也不要逞強硬上。最關鍵的是，還是要跟上負責任、有經驗與愛心的領隊同行，千萬千萬不要一個人落單，或自己去登山。

此外，我從學生時代就喜歡上慢跑。當年每天早上六點起床前，就先去操場慢跑十二圈半（五千公尺），長期下來，我的體力就明顯比其他同事來得好！在這裡自我解嘲一下註8：2。

大約半年前，突然有個機會，我們搭乘一艘郵輪旅行半個地球

註8：2 有一天在工作單位中，有個新來的同事報到。隔幾天，我看對方體力大概不怎麼樣，便試探性地問他說：「在本單位作息體力很重要，要不要一起晨跑？」

「好啊！」他答道。

結果隔天，我們開始在○○海岸線跑了半圈，他竟然趕得上我的步伐，還臉不紅，氣不喘。我很訝異地問他：「你怎麼體力這麼好？」

他回答說：「我在臺大橄欖球校隊練的。」

我服氣了，看來做人還是謙虛一點比較好。

一百二十天。我下定決心，幾乎每個早晨五點多就起來（這已經成為我的生理時鐘），到甲板上慢跑。兩千多位旅客中，經常只有我一個人在慢跑，然後六點再去用早餐。每天午餐或晚餐後，內人也會陪我在甲板上散步三十分鐘以上，睡前再做平甩操三十分鐘。所以每天我的小米錶上一定超過一萬步，不小心還會超過兩萬步呢！下船後發覺，我倆不但沒有長胖（船上三餐都很豐盛），反而變得結實許多。可見，慢跑對於我的好處！

第三節 靜坐與書法

我在年輕的時候就學會超覺靜坐法，在任何地方以任何坐姿都可以靜坐。生病初期，我常常到屏東休養。又學會了頭上頂裝滿水的寶特瓶方便法門，即頭頂一公升的水瓶，一定要「靜心」，瓶子才不會掉下來，並且維持三十分鐘以上，我現在已經完全可以做到了。過程中心情平靜，經常忘了自己是帕金森氏症的病人。

有幸在上述郵輪航海日（day at sea）中寫書法（上船之前曾跟登山隊領隊趙大哥練過三次書法），內人出發前即提出申請，由船公司提供一個空間，讓我用毛筆替外國人寫中文姓名。上船後，我就在會議室門口櫃檯擺攤寫書法，內人則幫我將老外的名字翻譯成中文，展開國民外交。

船公司一開始先安排一天試寫，第二週開始，每週航海日進行

該項活動，結果大受歡迎，前後共寫了一千一百個老外的中文名字。內人後來也在會議室裡，展覽我當年追求她的毛筆宣紙情書，還教起中文來。後來我發現，寫毛筆字除了可做國民外交外，其實還可以讓我鍛鍊右手的力道和專注力。果然下船以後，我感覺到原來因帕金森氏症而不能動的右手手掌靈活許多，有時反而顯得比左手還靈活有力，原來寫毛筆字真的可以鍛鍊手指與手掌的靈活度！

第四節　游泳與跳舞

　　我常聽說游泳是最好的運動之一，可以幫助全身的平衡感。我家附近有一個國民運動中心，早上 8 點 30 分至 10 點，長者可以免費游泳。有一段時期，我幾乎每天早晨 8 點半就去游泳池，鍛鍊體力和平衡感。生病前，我經常可以用蛙式來回游幾千公尺，而且因為最初學游泳時，曾被教練丟到游泳池，經歷過幾乎要溺水滅頂的經驗，所以很懂得怎麼教學生學游泳，包括內人的游泳換氣都是我教會的。這些年，我教過許多老老少少學會游泳，令人十分安慰。只是生病之後，身體雙側平衡感頓失，游泳時雙手抬舉也變得比較困難，需要花更長的時間，才能慢慢「找回」水中浮力與四肢平衡的感覺，過程相當辛苦。

　　那一回在郵輪航行期間，有幾天是沒有靠岸的航海日。每個航海日的下午 4 點到 5 點半都有下午茶，搭配現場樂隊演奏的舞池，

是許多乘客喜歡的交際舞聯誼活動。我帶著內人跳了不少國際標準舞，再加上參加新的舞蹈課程，讓很多年沒有跳舞的我們有了「重操舊業」的機會。沒想到兩人第一次獻舞，一曲探戈下來後，場邊竟然響起不少掌聲，特別是鄰桌的西班牙籍老外，竟然全桌熱情地鼓掌叫好。爾後，更多外國的阿公、阿嬤會對我們稱讚說：「你們兩個跳得真好！」

「不好意思啦！但還是謝謝你們的鼓勵。」我倆謙虛地回答。

另外，有一個婦人說：「我不會跳舞，我是專程來看你們跳舞的。」聽這話，讓我跟內人幾乎要感激涕零。

又有一天，我進了電梯，只有一個老太太在裡面，盯著我直看，然後問道："Were you that dancer yesterday?"（「你是不是昨天下午跳舞的那個專業舞者？」）

我知道她在說昨天午茶時間，她也在場，看到我跟內人也在舞池中跳舞，於是我立即點頭回答："Yes! Yes!" 可是我怎麼會是專業的舞者呢？老外真的很會給人讚美，哪怕這些讚美與事實有些出入。

有趣的是，許多人都說當我跳舞的時候，我好像變了一個人似的，不但神情愉悅，身手矯捷，還能跟大家有良好的互動，特別是在團體舞中，也能跟眾人一起玩得很瘋！的確，在舞池中，我彷彿又回到正常人的日子般，看不出有任何的病痛與不便！（最近網路上又傳出來跳舞能「逆轉」帕金森氏症，因為跳舞時需要全身肌肉

與骨骼的協調和身體的平衡。）

　　總之，我持續參加各種運動，將每個星期六的飛狼登山隊登山活動，當作帕金森氏症狀況進步的驗收。另外，我家住在山區，一出門就可以到山上運動，每天早晨晚上都要好好善用住在郊外的好處！還有一天中哪怕只能抽出十分鐘的空閒時間，我都要做幾百個平甩功，一天下來，至少要六回。最近我也重新回到笑笑功團練（主持人：張教授），每個禮拜天早上 8 點到 9 點（夏令時間是 7 點半到 8 點半），到臺大校園物理系館前和一群老友練笑笑功，希望可以改變自己帕金森氏症患者特有的「撲克牌臉」，也讓自己因大笑而調動一下心情，靠著大笑，敞開胸懷，開心過活。

　　此外，社區每天上午 7 點到 8 點的拍打功（主持人：白老師；禮拜天停止一次，剛好可做笑笑功）。社區有拍打功團練，已經有二十一年的歷史啦！我竟然最近才知道而參加（可見有心和無心差很多），這些好的運動習慣要繼續下去。

第五節 睡眠是大事

　　許多專家都在提醒我們，要把睡眠當作一件大事來看待，因為睡眠是一切健康的基礎。多年來，我常常不能入睡，每次躺下來的時候，身體不知道是肌肉還是神經，特別是四肢部位，就會出現「酸酸、冷冷」的不舒服感覺。一旦有這種感覺，我就難以入睡。後來，

內人問我說：「是不是缺少多巴胺的緣故？」

我回答說：「不會吧！這好像跟多巴胺沒關係啊！」

內人說：「我在書上看到缺少多巴胺也會有失眠的情形發生。」

又問：「你每天最後一次吃帕金森氏症的藥是幾點？」

我回答：「傍晚 5 點。」

內人說：「那麼早哦！到晚上 11 點、12 點才睡覺時，腦袋裡的多巴胺早就用光了。」

我答應說：「那我改時間服藥試試看。」

聽了內人的建議後，我把帕金森氏症的藥每天四次，每次間隔四個小時（即 5 點、9 點、13 點、17 點），改為間隔五小時（即 6 點、11 點、16 點、21 點），也就是讓晚上 9 點還可以吃到帕金森氏症的藥。

第一天試試看，果然有效。雖然也沒有立刻睡著（可能是下午睡了兩小時的緣故），但身體冷酸酸的感覺已經沒有了。雖然間隔五小時，生理不太習慣，但是經過幾天的試驗，對我入睡前的確有所改善，但是半夜仍然有醒來夜尿後睡不著的情形。

最近我聽很多醫師專家的建議，也準備做調整或找另類辦法，讓睡眠從 11 點到 6 點天亮，一次睡足七個小時！我要正視這個睡眠的大問題。

第六節 考慮將來「斷食善終」

晚近有很多人在談「斷食善終」的問題。臺灣是全世界臥病老人比例最高的地方之一，因為兒女孝順都想讓老人家多留一天算一天，所以想盡辦法用食補、用搶救的方法讓老人家活著。其實，這樣病人甚為痛苦，全家的人也跟著痛苦。生老病死是人生必經的旅程，老人要「善終」才是正當而良善的途徑。所以他們提倡第一，「不要搶救」；第二，「以斷食來善終」，即在家裡逐漸減少餐數或餐量，讓已經不可能好起來的病人，因他的病情加上斷食而逐漸離世。這段期間，病人可以有時間見見家人與老友，也可以立下遺囑，平靜地過去。

雖然斷食善終與安樂死之間有所區隔，目前國內也還有法律上不允許的問題，不過我已經立下將來如個人臨終時，拒絕心肺復甦術或任何維生醫療（Do Not Resuscitate, DNR）的健保卡註記。接著，我也在考慮日後再簽下「斷食善終」的文件，並將還有用的器官捐贈給醫學單位（最近報導說，很缺乏大體）。至於如何「含笑」而終，我想聆聽神的聲音，跟隨主的旨意去愛人、去幫助需要幫助的人，這將是餘生最快樂的事！我相信神是信實的神，祂一定會派天使下來接我回天家的。感謝主！

第七節 時時感謝生命貴人

《聖經》上說「不要論斷人」，因為人沒有這個權柄與能力，只有神才有權柄論斷人。《聖經》上更進一步記載：「主說：伸冤在我，我必報應。」（〈羅馬書〉12:19）我以前犯了苦毒這個過犯，不能饒恕人，經常論斷人與批評人，所以現在我生病了，或許是咎由自取。從今天以後，我盡量不再論斷別人，不再僭越神的權柄，不再繼續犯錯。要學耶穌基督愛人如愛己、愛鄰居、愛我的仇敵，作為我的榜樣。

生病這些年，我經常禱告祈求自己成為一個新造的人，如《聖經》上說：「舊事已過，都變成新的了。」（〈哥林多後書〉5:17）就像數月前遇到一位九十多歲的朱媽媽，她打從十六歲從中國大陸遼寧省的遼河口逃難到臺灣，經過大風大浪的她，自己作了一首詩說：

> 「人生九十才開始，聞歌起舞難終止，天下萬事我無關，能過一天賺一天。」

哈哈！如果我能像她活到九十幾歲，那我還有二十幾年可以好好學習呢！我想修改她的詩為：

> 「人生七十才開始，聞道欣喜難終止，天下萬事不論斷，能夠助人永不晚。」

感謝主在我身上所做的工！讓教會周長老時時餵我靈糧，維持我對痊癒的盼望，他是我靈命滋養的生命貴人。主並為我找到兩位極優秀的醫師，成為治癒我身體疾病的生命貴人；也讓我遇到兩位我「過不去」的同仁和長官，是「促使」我心靈成長的貴人；也讓我巧遇到資深的登山領隊趙大哥，他是促進我復健成功，並可能「逆轉勝」的生命貴人；以及早就安排好了我的愛妻老伴，在我面對人生最艱難的時期，打理一切瑣務、不離不棄地陪伴我的生命恩人。

感謝我特校的同班同學，在我病發初期，躲在烏來內洞瀑布休養期間，曾派兩位代表遠從臺北來慰問我，並致送慰問金。

也要感謝曾經關心，並在各個場合幫助過我的所有家人（特別是二哥、二嫂時時給我的關切與復健建議：千萬要健康、千萬要快樂、千萬要休閒等（如註8:3）；舍妹、妹夫提供一間雅房讓我在屏

註8:3　給○○的三項建議：

第一，千萬要健康（以畫下人生完美的句點）：人生宛如越野障礙賽跑，其中有三個項目是學歷、經歷、病歷。許多人往往在學歷、經歷上殫精竭智，冀望成為人生的勝利組，卻往往忽略最後一項「病歷」。顧此失彼的結果，重疾上身，甚至生活失去了尊嚴，不能在人生旅途上畫下完美的句點，殊為可惜！

建議：每天保持良好作息習慣、不熬夜，並養成天天運動的好習慣。

第二，千萬要快樂（喜樂的心乃是良藥）：前曾和你一起參訪○○生命協會，內多癌末病人。他們每天都有各式各樣的活動，或唱歌跳舞，或練旋轉功，或練笑笑功，讓自己快樂，讓別人也快樂。很多人因此病情得到好轉，有人真的可以「含笑而終」。

建議：每天保持快樂的心情，萬事不去計較，無入而不自得。

第三，千萬要休閒（以犒賞自己）：不要使自己的生活有如緊弦之弓，要懂得適時放鬆，每天從事一項自己最喜歡的活動，讓自己每天對生活都充滿期待。

建議：像我每早起來，就跟球友打桌球，然後一個人獨享大草原般，來打太極拳、唱歌、甩手、散步等。

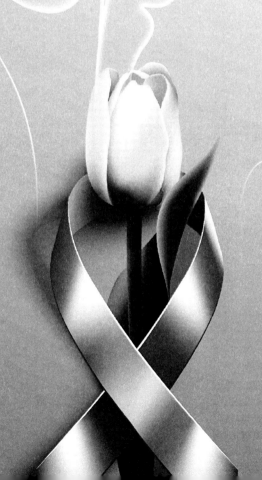

第九章

後記：
遲來的驚喜

第一節 新資訊的刺激

　　最近我一直利用空餘時間在清理書房，留用一小部分習慣領域、國考輔導及健康養生的書，沒想到竟找出了兩本有關帕金森氏症的書，和一本認識帕金森氏症的小冊子，後者還是當年花蓮某醫院的陳○源醫師送給我運用的，猜想前兩本書可能是我發病後買作參考的。如今重新仔細翻閱，發現當年的確翻過這兩本書，因為有劃線，但時日久遠，對其中的內容已毫無印象。比方說使用補充多巴胺的藥物時，有可能產生嗜賭、性慾異常而無法控制、大量購物、暴飲暴食等強迫症，患者與家屬必須有所警惕，甚至防患於未然。至於治療帕金森的主要藥物：左旋多巴，都應該在飯後服用才有效等等[註9:1]。這些我根本忘了第一本書曾經提過。

　　至於第二本書（如[註9:2]）更特別，由三位作者合著，他們用臨床實驗得到以下結果：帕金森氏症的主要病因，還是以壓力因素居多。因為過度的壓力，形成交感神經過度緊張，跟副交感神經不平衡，而導致自律神經紊亂，造成腦部中的血流障礙，因而黑質細胞變性或減少，造成無法分泌足夠的多巴胺，而限制了大腦正常地執

註9:1　《戰勝巴金森病》，村田美穗著，李璦祺譯。此書從認識帕金森治療，到居家養護等各方面，都有詳細介紹。書中有圖解說明，是一本值得閱讀的好書。

註9:2　《帕金森氏症的防治》，安保徹等三位合著。此書有新的發現，主張帕金森氏症可以進行另類療法，如：憑靠自己的意志力來治療等倡導。書中也有臨床實驗的說明，是值得帕金森症病友參考的好書。

行它原本應該有的功能。

如此一來，治療帕金森氏症的方法，應該不能只是仰賴各種藥物，也要進行各種改善生活的智慧與策略，如：做操運動來放鬆身體、泡個舒服的澡、笑口常開、攝取含有膳食纖維的食物、大量喝水等。還有可以實行揉指甲療法、針灸治療法[註9:3]與甩手操等，以放鬆身心的緊張情緒，達到有效的改善病情。作者們更認為，帕金森症的病根存在於心中，所以心理的治療方法也很重要，如同本書第五章所談到的心中苦毒與釋放建議。

可嘆的是，生病這些年，我竟然對這兩本曾經讀過的書毫無印象，錯過了這十幾年來可能及早控制病情的有利時機。

第二節　做平甩功的意外收穫

有一天，筆者的兄長突然打電話過來，很高興的分享自己做平甩功數月後的奇妙效果。

他說：「無論是自己睡覺落枕了、出現耳鳴，或者遇到腰部疼

註9:3　我目前正在進行的針灸治療法：
　　　當我發病初期，曾看過新北市某中醫診所的門診，接受陳院長針灸治療。當時他曾說過他可以治療我的帕金森氏症。只是那時我不以為意，沒長期去找他針灸，直到十幾年後的今日，重新看了上述幾本書後，才再回頭找陳院長，每週去診所針灸治療三次，這樣長期下來，期望病情能獲得更佳的改善。

痛等，只要勤練平甩功，這些毛病竟然可以不藥而癒！」

我問他：「要做得多久才有效？」

他說：「早上起來就做一個小時。」後來，他寫成文字在家族群組分享心得（如註9:4）。

我說：「需要做那麼久嗎？」我真的是心虛了！其實當年兄長的平甩功是我教的，而我每天只有早晚各做十分鐘而已。我始終覺得平甩功動作太簡單了、太無聊了！結果每次只做十分鐘，就想早早把它結束，應付一下就好了！難怪帕金森症雖然改善了，但許多問題依然困擾著我。我覺得非常慚愧──平甩功這塊寶就在這裡，我卻輕易地把它放棄，懶得去好好練習，實在很可惜！

註9:4 作者兄長練習平甩功的效果見證：

去年（2023年）7月，本人有一次參加例行的幾位歌友會活動，突然耳鳴加劇，整個腦袋轟轟巨響，無法繼續歌唱。回想前幾日的某天早晨，在戶外大草原打太極拳時，突然耳鳴伴隨暈眩，致無法站立，必須坐在地上休息，久久之後才能站起。由於此事，於是到附近醫院耳鼻喉科就診，醫生開藥外，建議開刀修補耳膜（五十年前本人因鼻蓄膿症整天擤鼻涕，致左耳耳膜破裂）。

本已排訂開刀日期，臨時反悔（怕大熱天開刀，耳朵塞棉花容易潰爛，且又需長時間不能運動，很不方便），想等冷天開刀較相宜。但為防耳鳴加劇及暈眩，決定練平甩功，於是自八月一日起，每天早晚各練三十分鐘平甩功，想不到從此上癮，也不想再開刀了。

操練平甩功數月後效果如下：

1. 暈眩大幅改善。

2. 耳鳴症狀輕微，不再影響歌唱。

3. 改善脖子「落枕」的疼痛。

4. 練平甩功半年後，對身體放鬆很有幫助。

5. 原本擔心練平甩功會傷膝關節，結果發覺最近走路反而更加健步如飛。

這陣子剛好在整理書房，我就把所有有關平甩功的書籍找出來，包括李鳳山師父的DVD教學錄影與四本書，我加緊時間把所有書重新看過一遍。結果內心感到無比地慚愧，原來所有難纏的病，都可嘗試練習平甩功，因為平甩功不只是一種運動，它更可帶動全身的氣機，讓全身血液更加順暢，強化自己的免疫力，也可以激活自己療癒的能力。我雖然常年擁有這幾本書籍，卻沒有用心研讀，翻閱過了就把它放一邊不再看了，也從未認真去執行上述自我治療與操練，錯過許多寶貴的機會，非常遺憾與惋惜！

　　幸好在受了上述的刺激與打擊之後，我學會馬上行動，即日起早、中、晚各做三十分鐘，睡前再做十分鐘，每天總共做一百分鐘的平甩功，合計約五千下。有時還做到一百四十分鐘七千多下，而且很快就有所成效了。例如這些年來，我深受睡眠障礙所困擾，經常睡前難以入睡，且半夜起來夜尿後，就難再入眠，必需做其他事情，如：打電腦或看書等，覺得累了才能再入睡。近來加強平甩功練習後，半夜醒過來，只要再做個十幾分鐘的平甩功，就很快可以繼續入睡了！感謝平甩功的開山祖李鳳山老師，無私的推廣這項運動，讓更多人有機會改善各種病症，獲得康健的機會！

　　此外，《聖經》上說：「只是你們要行道，不要單單聽道，自己欺哄自己。因為聽道而不行道的，就像人對著鏡子看自己本來的面目；看見，走後，隨即忘了他的相貌如何。」（《雅各書》1:22~24）當年我聽了李鳳山師父的教導，觀看一些同好的示範學

習平甩功，卻不曾認真且踏實地長期操練。有了兄長等的現身說法，我決定劍及履及，好好鍛鍊平甩功。在各項藥物、針灸、運動、飲食、心情、人際關係、讀經禱告與助人等途徑，多管齊下，勇敢的與帕金森氏症和平相處，並喜樂共舞！

感謝主，讓我有「重新再出發」的機會！

第三節 帕金森氏症是可以治療的

許多研究都顯示，帕金森氏症除了生理上的病徵外，還有心理方面容易造成自怨自艾等問題。有不少病友如筆者，因為一開始並不清楚帕金森氏症的初期症狀，而延誤了治療的時機；也有一些人得知自己罹患帕金森氏症後，精神力量很快就被擊垮，變成生活上需要依賴家人或外傭來照顧，甚至很快就需要坐輪椅，無法靠雙腳來行動，令人感到遺憾！

筆者認識的病友中，有一些會出現手臂或手指顫抖的情況。最嚴重的一位朋友，每日發病時右手前後上下劇烈擺動，嚴重時必須靠左手按住自己抖動的右臂。同時，這個朋友後來出現眼神呆滯與腦筋遲緩等情況。由於當時他還在職場，每天工作壓力不小，心情自然無法放鬆。周遭同事雖然對他抱以同情與諒解，而且還會上前幫他按摩手臂等部位，贈送一些養生食物，盡量給予鼓勵及慰問。可是這位病友心情過於鬱卒，很快的便看到他身形愈發駝背與僵

硬，讓人不捨。

　　還有一位朋友不到六十歲發病，之後短短幾年間就出現喪氣與消沉等自我設限的情緒，隨時擔心自己走路會摔倒，不敢再單獨外出搭公車[註9:5]，一定要家人陪伴才能出門，即使在家也要有人在旁邊照料。這位病友發病六、七年便覺得自己的身體越來越僵直，越來越不敢出門，最後只能整天待在家裡。長久下來就變得自怨自艾起來，不知道日子怎麼過下去。家裡因為這位病人，原本和樂的氛圍，也完全走了樣。

　　還有一位病友，過去因為親屬曾患此病，心裡上一直存有陰影。他在中年時也出現了這一症狀。到了六十歲以後情況越發嚴重，除了脾氣變得古怪與暴躁之外，始終覺得自己的身體越來越僵硬，手腳不時出現顫抖現象。發病時，走起路來東倒西歪，身子都站不穩。雖然經過醫生各種藥物的嘗試，但效果依然差強人意。幸好他的配偶不離不棄，經常帶他外出長時間散步，甚至陪他去泡溫泉，提升他的身體溫度與促進血液循環。幾個月下來，竟然病情有了起色，病友心情也漸漸開朗起來。

　　如同筆者在前面所說的一般，帕金森氏症本來就是一個難纏的慢性病，而且每個人的症狀都不一樣，病情進展速度也各自有別，

註9:5　若要單獨外出，可準備一把「拐杖椅」，走累了就可以隨即坐下來休息，但要反方向坐才會穩。我記得自己發病之初，還在二二八公園舉辦戶外公職考試輔導講座，靠著那張「拐杖椅」，一整天也撐下來了！

可以用「大異小同」來形容此病的變化多端與因人而異！雖然這個疾病不至於影響病人的壽命長短，可是許多病友會因為身體上的不適，甚至在定時服藥後，效果還未起作用時，出現藥效「青黃不接」等焦慮現象。具體來說，病友必須長期忍受用藥後的劑量波動過程。例如在剛服用藥時，體內劑量會慢慢升高，此時病友的症狀漸趨和緩，稱為「通電狀態」（"on" state）；相反的，在藥效逐漸消失之後，病友活動的侷限問題（如：身體僵硬、手指抖動、走路小碎步等）一一出現，稱為「斷電狀態」（所謂的 on&off 現象）。這些都會嚴重影響病友的生活品質與心理狀態。許多人因而變得不願外出，不再與人交談或互動，心情備受影響，連帶造成家人以及照顧者的困擾。只是這些問題，除非是病友本身，旁人很難體會個中必須承受的苦痛，因此他人安慰的話語不一定有效，完全要看病友個人的心態。

因此，筆者以過來人的心情，希望能夠給病友們一點鼓勵，除了按時接受醫療照護外，也要依靠自己的「意志力」，正面看待帕金森氏症。雖然至今無法根治，但可以與它和平共處！比方說盡量靠意志力繼續活動肢體，千萬不要輕易停止與放棄；盡可能接受各種針灸或泡溫泉等舒緩身心方式；心態上盡量維持樂觀，生活中照常。雖然要避免任何危險動作與情境，但不要整天窩在家裡，放棄正常的社交生活。這個病影響的只是運動神經，對於一個人的智商與大腦認知等影響有限。不要因為得了這個病，就自我設限，導致

病程發展還未到最後關頭，人就先被它給打敗了，這將是非常可惜的結果。

我在生病的過程中學習一套「習慣領域」（Habitual Domains, HD）的概念。這套學說源自游伯龍教授。他主張大腦在接收訊息後，如果長時間沒有更新或給予新的刺激，腦中就會適應這種穩定狀態，不再進步。大腦像一座「電網（grid）」，其中的思路如同錯綜複雜的電線，有無限的「人性軟體」潛能。因此，我經常鼓勵自己接觸新的事物、閱讀喜歡的書刊雜誌、每天晚上收看好的電影或電視節目，甚至時常去唱卡拉OK，讓自己保持愉快的心情。有時還會帶著太太到附近的舞廳跳國標舞。每當音樂響起的時候，兩人在舞池裡翩然起舞，儘管身形已不似生病前敏捷輕盈，但心情卻彷彿回到年輕時的愉悅暢快，一不小心就忘了自己的病痛，像是變成另外一個人似的！總之，任何可以促進心情舒緩平靜的健康方式，都值得多多嘗試。千萬不要被這個疾病給打敗！更不要被自己的壞心情給擊倒！每天要對著鏡子微笑說：帕金森是可以被治療的；是的，我可以的！

各位病友，敬請珍重，有緣再相見！

附錄

（以下內容，附錄第二篇係摘錄自某單位的專訪，附錄八「地球夜宣言」由內人英譯，其他各篇皆摘錄自作者所撰報刊或書籍中。）

附錄一 如何讓人才出頭的群英會

每個單位隨時都會有新血加入。就人力資源而言，欠缺實務經驗的年輕人，其不服輸、不喜拘束的特質，或許是這個團隊向上提升的動力，也可能成為向下沉淪的重要因素；拿捏之間，端賴領導人如何「看待」。

我在○○學校任教時，曾經開了一門「特殊教育與生涯發展」的通識課程，並擬定八個專題，讓選課的八十六位同學分成八組來「認養」。

他們必須針對專題提出一份期末報告，除了蒐整靜態文獻資料之外，還得做動態的問卷、訪談。

當學期進入尾聲時，我決定加重他們的考驗：請他們將這八份「心血結晶」在校內口頭公開發表。

他們除了因需面對全校師生作報告而更加用心外，我也想藉此

提醒大家一個觀念：進入單位之後，人人都可能突然接獲上級交辦的「緊急任務」，並要求在時間有限、資源不足、人力欠缺的情況下，如期達成任務！此時，接獲命令者沒有任何理由與藉口來說：不！

於是修課學生決定利用一週後的晚自習，借用學術會議中心的大型會議廳，舉辦研究成果發表會。

我請一位楊姓同學統籌這次的活動，並由他全權邀請助手參與各項執行事務。

他是個四年級學生，在同儕間說話很有分量，常常扮演意見領袖的角色。只要是他想要做成的事，一定全力以赴，而且擅長整合所有助力。

但他也是個桀驁不馴的「頭痛人物」，四年來「小錯不斷」；行政處分已成「家常便飯」，累積受過的處分，甚至在「留校察看」邊緣。

我認為，任何事情都有「一體兩面」。雖然他常常衝撞校規，卻並不表示他一無是處，只要注意他在人群中的表現，就清楚他絕非死啃書本的書呆子，而是能舉一反三、敬業樂群、具有創意及執行力的人才。

事實證明，我的看法相當準確。

籌備會開始之前，我只強調幾件事：

身為特校學生，只有奮力達成任務的責任；籌劃工作從零開始，只要開始做了，都算加分，至於是不是能做到最好，就看大家策劃的縝密程度，以及貫徹執行的效率了！大家一定得學習獨立作業，未來不見得隨時都有人在身邊臨場指導，所以每個執行者都是「指揮官」，必須當機立斷；但如果某個決定必須他人配合時，應該先跟團隊領導人溝通，以免橫生枝節，這個活動充分授權楊同學在第一時間做一切決定！

經過腦力激盪之後，大家一致同意成果發表會首重「現場的時間管制」，以免因時間的延宕而降低內容的精彩度，並且會影響到後半段歡送校長（因病必須離職休養）的重要活動。

接著，楊同學也主導著整場活動現場場地布置、接待工作、座位安排、邀請卡設計、邀請對象等庶務的討論，並一一進行人力分工作業。

討論結束時，我又勉勵學生：

你們想做到什麼樣的程度，儘管放手去做；做不到也沒有關係，反正大家只做不說，沒有人知道咱們的「計謀」，也沒有人規定我們要做什麼。所以，大家做出來的成果，一定是最好的！

在「無壓力」的狀況下，他們所提報的八個專題報告，內容充

實生動，時間控管得宜，節奏感掌握精確。只見全場觀眾凝神聆聽，時而點頭認同，聽到有趣處，還不時爆起哄堂大笑，整個發表會進行得相當緊湊、流暢而有成效。

事後探討原因，除了楊同學的領導及統籌能力外，其他十位同學的熱心、主動參與、群策群力，以及視自己為職務「指揮官」的負責與執行力，在在都是活動成功的關鍵因素。楊同學也順利畢業，現在正在某部隊服務，幹勁十足、創意無限，頗受上級長官重視並賦予重任。

附錄二　專訪：義務輔導公職考試的程忠平老師（摘錄）

程忠平，1970 年○○中學畢業後，報考特校，四年後畢業，承蒙　蔣故總統經國先生頒發獎章。

1980 年，程忠平考入某公立大學○○研究所；其後赴美留學攻讀博士，1993 年取得博士學位後返國服務；2001 年任○○部某處處長職位，工作認真，頗有績效；2005 年退休後轉任○○大學兼任副教授；2008 年擔任習慣領域（Habitual Domains, HD）學會理事長與名譽理事；2013 年著有公職考試等書，廣受歡迎，開始義務輔導有志參加公職考試青年。過程中，雖因罹患帕金森氏症，仍堅持輔導學生準備考試，尤其對家庭弱勢青年，特別關照。

信仰與輔導公職考試作義工

2013 年起，程忠平在教會義務輔導有志參加公職考試的年輕教友；同年 10 月 10 日國慶日，程老師的著作登上「考試用書」暢銷書排行榜。後來，陸續又推出○○系列書籍計六本，迄今，第一本已發行到三十刷、第二本已到十五刷，被市場譽為「出版界傳奇」。

程忠平始終懷抱著感恩的心，一心想回饋社會。他萬分感恩。是因為投身特教界，且獲得國家公費，才能一路念到博士等。他認為，若非特教界培養，憑他一介家境清寒的農村子弟，日後很難有所成就！在感恩之餘，他希望對社會有所回饋！近年，他因罹患了帕金森氏症，雖然離開大學教職，但仍致力於義務輔導有志者參加國家（公職）考試。

附錄三　青春不要留白

1993 年初，我和內人自美返國，一進桃園機場的大廳，遠遠望見老父高舉著他一筆一筆寫的「歡迎程博士與胡博士學成歸國」紅布條，不禁熱淚盈眶，上前擁抱著父親，我說：「謝謝您！讓我考特校。」父親愣了一下子，隨即點頭，發出會心的微笑。

回想高中畢業前夕，內心為了投考特校而掙扎不已；原因是親朋好友不贊同，老爸也反對。我們家住在偏僻的鄉下，父親是個踏

實的公務員，育有五男兩女，但依本省人的觀念，他說什麼也不會讓他念明星中學的兒子去投考特校。最後，我和至友吳，瞞著家人參加特校聯招。1970 年 8 月到○○特校報到，月底往○○受訓的火車上，父親緊鎖眉頭，前來送行；車子駛出站後，遙見父親招手的身影，我心緒一陣地抽痛……。

說真的，四年的特教官養成教育中，有戰鬥教練○○○高地含羞（帶刺）草上的「躍進」；有一個晚上七次的緊急集合；有十秒鐘內找到三隻「公的」、三隻「母的」螞蟻的命令；有圍著小姐繞三圈苦苦哀求對方芳名的「糗事」；有大岡山上「大地震」……，每當結訓前夕，被抬起來扔到湖中「游泳」的時候，雖然全身是溼漉漉的，但是卻有著滿心的喜悅，因為所有的辛苦都有了成果。所謂的革命情感、道義，就是在這酸、甜、苦、辣夾雜的團體生活中，萌芽，成長、茁壯！

特教官的訓練是很獨特的：泳訓時，耳聽教官一聲令下「跳！」，你非得跳入水中，嗆幾口水後，開始學著「浮」起來。在蛙訓時，身上僅著一條紅短褲，在寒風刺骨中瑟瑟發抖，但遙見女情報隊員，奮勇爭先，自海上划筏過來，你不覺得愧煞？在基地的「顛倒訓練」中，沿著夜黑風高的海岸線上行軍，恐懼非常，但面對著你要帶領的一兩百位好弟兄，你能不硬充「好漢」？也許所謂的「男子氣概」就得在此艱危、痛苦的極限中淬鍊而成。記得一位訓練人員說過：「什麼叫痛苦？當你還能忍受的時候才叫痛苦。」

「長官大哥」，是某大同學給我的綽號。1980年，我考上○○研究所，公費進修，生活難得自由自在。除了因應忙碌課業外，也參加了許多課外活動，包括登山、露營、烤肉、舞會等。我把在特教訓練中所學的山地求生、登岩技巧、團康領導，甚至製作海報的畫畫本事，全給用上了。但我壓根兒也沒想到，當初在○○海邊被教官逼得嗆水的「海上求生訓練」技巧，竟讓我追上了女朋友！那時校園發生水災，女生宿舍斷糧缺水，好不緊急。我以一介武夫，翻過後山，泅過洪水，三度輸糧解危，贏得整棟大樓女生的喝采；事後，內人在團體壓力下，只有「委身」下嫁於我。

　　從事特教工作多年來，經歷不少個階級、職務，而我最偏愛的是「長官大哥」；不論日子再怎麼變遷，我那群難兄難弟們，永遠叫我「長官大哥」。

　　碩士畢業後，在○○部任職，期間開始計畫留學事宜。那時因工作忙碌，加上路途往返而無時間念書，乃決定在南陽街附近K書中心租宿一房間。儘管如此，常因公務忙到半夜下班，步行回K書中心，再K托福、GRE到清晨兩、三點才就寢。整整兩年的日子，和一群考高中、大學的「烤生」擠在那簡陋的房間裡，竟也熬了過來！

　　留學的機會讓我開拓視野，重新為未來的方向做個定位，獲益良多，但絕非僥倖得來。我常向內人說：我們的字典裡沒有「不勞而獲」這四個字，有的只是周密規劃與堅忍不拔。

特教人員生涯，有汗有淚；若要我說一句話，我會說：「情到深處無怨尤。」自從當年懷抱著特教報國的赤子情懷，並以第一志願考上特校以來，我從沒有後悔過。我以「特教人」為榮，我熱愛我的工作。我懷念○○入伍衝鋒○○○高地永遠流不完的汗水，懷念山前特教官學生生涯的多彩多姿，懷念在○視製作《大家一起來》的興奮，懷念在大直、在○大、到美國進修的豐碩，懷念駕訓、通訓、蛙訓、步訓的冒險、刺激……。

儘管年少的歲月漸漸褪去，驀然回首，我覺得：我的青春歲月沒有留白。

附錄四 盡心盡力，共創雙贏

愛迪生說：「天才，是一分靈感加上九十九分努力。」

我就認識這麼一位很努力的好友。

話說我這位好友年到三十，突然看上一位眉清目秀、才華洋溢、生性見義勇為，素有「俠女」之稱的女生。

只是對方的擇偶條件是：體型瘦高，最好出自外省家庭，而且是書香門第的「書生」。而我的好友……統統不符合！他，身高號稱「一六五」，百分之百本省農家子弟，長相十分鄉土，滿口臺灣「苟蟻」……。

某大○○所畢業的好友，從對方死黨口中蒐集到第一份情報：

「她很喜愛詩詞，也喜歡書法。」之後，他開始勤練書法，自認已具火候，就用宣紙、毛筆寫情書，對她展開柔情攻勢，字裡行間刻意引經據典、吟詩誦詞，極盡風花雪月之能事。為了增添生動，情書中還加繪指印畫，滿紙小雞、小鴨、小花、小蘋果……情深意濃，不在話下。有一天，聽說她要擔任研究生畢業舞會的主持人，他趕緊拜師習舞，希望搶得與她攜手開舞的機會。雖然日後知道俠女並非「舞林高手」，他也立即調整策略，自告奮勇傳授舞國祕笈，以掌握舞姿中的近距離接觸機會，表達培育愛苗之心意。

在俠女因不願肢體接觸而拒坐好友的摩托車之後，這人只好「忍痛」割捨機車，買了一部 N 手汽車，天天自導自演「溫馨接送情」，隔絕他方攻勢。

在蒐得俠女想學游泳的情報後，好友立即搬出海泳訓高分畢業的成績，以游泳教練身分，親自傳授。

那年 6 月發生水災，某大校園和宿舍區幾乎全泡在水裡！雖然知道俠女當時並不在宿舍裡，為了「江湖道義」，好友仍無視洪流氾濫的危險，單槍匹馬，翻過山丘、強渡水阻，三度送乾糧到女生宿舍……。

一得知該女準碩士畢業後出國深造，自忖英文很破的他，趕緊去補托福，企盼「常相左右」。只可惜好友的第一次托福成績，分數實在太低！只好懸梁刺股地窩在 K 書中心，整整啃了一年半的洋文，連拚六次托福考試，終於獲得公費進修博士的機會。

後來終於一起出國進修，攜手苦讀四年半，同時拿到博士學位，雙雙返國服務。

這段「佳話」，曾經是校區有名的「笑話」。

剛開始，沒有人相信那個長得黑黑、乾乾，滿口臺灣「苟蟻」的好友，會得到「俠女」的青睞。更有不少人等著看他鎩羽，知難而退。沒想到，他竟然搏得她的青睞。

因此追女朋友，想要對方心甘情願投入懷中，成就美好姻緣，除了盡力，更得用心。與其以有形的外在條件去「吸引」佳人，不如用真誠的態度站在對方的立場思考，了解其心中真正的想法。

如果領導也像我那位好友「以迂為直」追求女友，塑造「四周包圍，中央突破」的態勢，而且鍥而不捨，那麼哪裡會有攻不下的城池？哪裡會有不點頭的頑石？

最後，差點忘了說這一句話：我的這位「好友」，就是我「自己」！

附錄五 給有志加入ROTC至友的一封公開信

○○至友：

我國「大學儲備軍官訓練團」（ROTC）就要開辦了！聽說你要報名參加，我的心情欣喜中有一股虔敬與感動。

我個人和 ROTC 結下不解之緣，是從 1988 年負笈美國開始。

我的第一篇學期報告是：「軍隊無牆（Military without wall）：以 ROTC 的人力資源發展為例」；這篇報告除了讓我得到在美進修的第一個 A 的成績外，也獲得全校研究生論文競賽第三名，更開啟了我研究美國 ROTC 的志趣。後來，蒙○○部的鼓勵與駐華府武官李將軍的協助下，參訪了美國西點軍校、陸軍及海軍 ROTC 學生司令部等單位，而後終以 ROTC 學生的個性發展與軍校生、一般大學生作比較為題，完成博士論文。1993 年回國，蒙我高中吳同學引薦我見他們的部長，責令我研究 ROTC 制度在我國實施之可行性；爾後，乃得以在○○部支持下，參與或承辦各項說明會、研究與規劃工作。1995 至 1997 年度，獲得國科會補助，執行有關我國 ROTC 制度之專題研究計畫。由於這樣的機緣，讓我對 ROTC 有一份特別的感情。

這封公開信是提供有志軍旅的大學青年（最主要是你）一個生涯規劃的參考。年輕的朋友要選擇參加 ROTC，究竟是明智的決定？還是錯誤的選擇？其實很難說，最終還是要問自己的「心靈」——思想、精神和意志。你們都已經擠進大學的窄門，看來前程似錦，為何還要回過頭來，考量投入當今並不叫好、也不叫座的軍人事業呢？你們一定是有心人！擁有一顆特別的心靈。

回想當初我高三時，也面臨同樣是否投入軍旅的抉擇。我和同學吳結伴去見一位我們很敬愛的教官，但他說：「站在教官的立場，我當然要鼓勵你們去；但站在朋友的立場，我希望你們審慎考慮。」

他是我們的師友，他說了真心話。結果，我個人考量再三，決定改考特殊教育學校！算起來已經有二十多個年頭了，看到同學吳的幹勁與成就，我曾經後悔過。

可是現在一想到「大學儲備軍官訓練團」的到來，可能觸動了你們「英雄崇拜」的心弦，我的心緒就更加地虔敬與慎重起來。因為軍人不是一般的行業，它是一種獨特的專業 ── 所有軍人做的事，都是他人無以替代的。（What a solder does, only a soldier can do.）讓我舉幾個特性來說吧！

第一，軍人的生涯，要比其他行業犧牲更多的自由。

軍隊是一個由嚴格的紀律性與強烈的服從性所規範的社群。軍人自有權的長官處接受到合法的命令時，他不得爭辯、不容遲疑，他不能以自己的看法替代，他必須立即服從。「服從是軍人的天職」，因為軍人在執行任務時，對命令能否立刻服從，常常關係他個人的生或死，關係他團體的勝利或敗亡。軍隊的工作向來就是如此地嚴肅、高壓而又危險；軍人的生涯長久以來就被認為是一種犧牲奉獻的生活。軍人被要求在團體利益所需時，幾乎得無條件地完全放棄個人利益，甚至犧牲性命也在所不辭！軍隊為了高度提升它執行任務的效益，必須以這種不合民主、不盡情理的方式來設計；一個人，要扮演好軍人角色，從某個方面來說，他要放棄他的權利、他的個性、他的創造力，以及人之所以為人的尊嚴與自由。

第二，軍官的責任，要比他同年齡的人更為艱鉅。

軍官的技能是武力管理（Management of Violence）；他的職責則是維護社會與國家的安全。要盡到他的責任，必須有精通的專業技能；這專業技能不是一般人所能輕易習得，它必須靠密集的訓練與各個不同階層的進修教育而來 —— 唯有現代軍官必須將其三分之一的專業生涯，投注在各種正規的教育訓練上。這反映了軍事專業知識技術的極高複雜性，更顯現了軍事領導責任的高度重要性。試與其他專業比較來說：像我這個特教官負責的對象只是他的罪犯；律師負責的對象只有他的委託人；而軍官的首要負責對象則是國家整體。一個不適任的特教官，可能傷害許多犯人或造成幾個人的死亡；一個不適任的律師，可能對社會公理、正義造成些許損傷；但是一個軍官一時的疏忽，卻可能招致眾多不必要的性命損失，更有甚者，只要他的指尖輕輕一彈，就可能毀滅整個人類所珍惜的「人性」！

即使在承平時期，一個二十六、七歲的上尉連長，他要以「人力管理」來保護一、兩百個部隊弟兄不會出任何「意外事件」；他要以「物力管理」來維護為數眾多的武器、彈藥、裝備、輸具、糧秣的堪用與安全；他要以「戰技訓練」來維持隨時待命備戰的戰力；更遑論戰時，他影響所及的更是眾多戰士們的生死、社會的存續、國家的安危！他比任何一個百人公司的負責人，責任還要廣泛且重大！

第三，軍人的心靈，要比其他專業人員更能長期忍受孤獨。

在其他各種專業上，一個人每天的工作和他的報酬直接關聯；

對於軍事專業而言，卻只有間接關係。一個律師因為他的睿智與雄辯而贏得官司，解除了當事人的痛苦，可以即時看到他直接有效地盡到自己的功能，也即時獲致相對的成就感。而軍事專業人員，譬如一位少校資訊官，他不眠不休地完成某個系統分析的任務，就可能要有很好的推斷力，才能看到他自己對最終的軍事任務有所貢獻。軍人的工作，無法一時看出它終極的成效。

此外，軍隊，除了是「武力管理者」外，更是一個國家為遏止戰爭之有效工具，它主要功能是在遏制戰爭的發生。但弔詭的是，當戰爭不發生時，卻沒有人認為這是軍隊在發揮它的功能！從事實層面說，如果軍人不打仗，那麼他的工作已發揮了最大的功效；然而，卻唯有他打仗時，社會才會普遍承認他存在的價值。軍人對其本身的認知也是如此，除了在迫切的危機來臨時，他都不太容易從其日常工作中，感受到軍隊的終極功能是在克盡「保障人民生命、財產安全」的神聖任務，而獲致應有的成就感。

更有些諷刺的是，一個民主社會的基本價值在於「自由」，而負責防衛這些自由價值的軍人之心靈則被稱為「保守」；一個能顧慮到個人獨立、尊嚴與個性發展的社會文化叫「開放」，而為了保護人民獨立、尊嚴與個性發展而奮鬥的人，為了團體效能之故，必須犧牲自己的獨立、尊嚴與個性發展，他們的心態則被叫做「封閉」。軍人不打仗時，他除了感受不到應有的成就感之外，他還必須忍受一些懷疑的眼光 —— 沒有戰爭，這群人在幹嘛？所以在絕大

部分的時代裡，軍人是要忍受孤獨的！

第四，軍人的事業，要比任何人士更需具備崇高的道德標準。

軍人的特質，如眾所周知，包含堅毅、勇氣、自制、服從、誠實、正直、無私，對長官和單位的忠誠，將自己最好的部分奉獻給軍隊和國家等等。這些特質也許或多或少地存在於其他專業之中，但它們對於軍隊功能的發揮、任務的達成，卻具有絕對的影響力，是提高其效能不可或缺的要素。

軍隊中的權威組織，讓長官對屬下的權威，比其他任何人類關係來得強烈而周密；軍隊中的權力結構，賦予領導人極大的權力以掌握部隊。那麼，對於這些要求部屬忠誠、服從，甚至於犧牲性命的領導人，他們的道德標準是什麼？他們必須「以身作則」！因為當部下覺得可以完全信任他們的長官時，「忠誠」、「服從」與「犧牲奉獻」，才是他們對長官的最佳回報。因此，當一位軍官的職位越高時，他在道德上所負的責任也就越為重大。作為一位軍官必須謹記：「在民主社會中，唯有道德最高尚的人，才有資格對他人行使強制力。」

如此說來，軍事團體中的道德要求，遠高於一般的專業團體；而現今我國社會似乎也特別期望，軍事專業是保存人類最珍貴的價值觀之最後一道防線 —— 他們要求軍隊在道德上不能有些微的瑕疵；否則軍校「畢業生」賣手榴彈，乃至於「退役」軍官偷竊，都可能成為「熱線新聞」而歷久不衰。一個人即使自私、懦弱、不忠、

虛偽、善變，或在道德上有各種不同形式的缺陷，卻仍然可以在軍人以外的其他行業上有傑出的表現，例如他可以是醫術高明的醫師、他可以是辯才無礙的律師、他可以是極具創意的藝術家、他可以是頂尖的科學家；可是一個品德敗壞的人，在現今的社會裡，是絕對無法成為一個好戰士、好軍官的！

軍隊社會，雖然能反映其母社會的風氣與文化，卻也可以成為一個國家中保存道德資源的寶庫；尤其在社會道德淪喪時，它正可以成為一股砥柱中流的力量。軍人，向來被要求具備比其他人更崇高的道德標準！

軍隊，由於有別於其他行業的特性，先天上就不容易吸引一般年輕人的青睞。但是，軍人的事業是一種富於挑戰性的崇高生涯，它誘使有志氣的人，願意接受眾多的自制要求，並甘冒困苦、危險與重大壓力而不怨不悔！今天，決定將其成人生涯奉獻給它的根本理由，不是一時的狂妄虛矯或世俗名位的追求，它是一股純正心靈的深自期許 —— 一股內在信心與自我榮譽感的召喚。

年輕的朋友們，ROTC 正在各個大學校園裡，尋覓這批可貴的心靈！然而，只有在你體認到：英挺的軍服下是非常的生涯與沉重的責任，且任何一項榮耀的成就，都要經歷泥堆中「匍匐前進」再爬起的艱辛時，ROTC 才可能是你正確的抉擇！

（以上這篇文章是本人對同學吳的認知，並在他指導下寫作而成。感謝吳上校！）

附錄六 習慣領域（Habitual Domains, HD）簡介

　　HD 習慣領域學說是我國旅美學人游伯龍講座教授所創始。1977 年起，游伯龍教授從腦與心、行為與決策之關係，深刻體悟人性，大膽假設人類有「習慣領域」的存在，從此找到改變人類行為的新生力量。經過一段時間後，我們的想法、做法、念頭、思路會慢慢穩定在一個固定範圍內，這個範圍和它的組織與運作，稱為我們的習慣領域（Habitual Domain, HD）。依據腦神經科學、心理學、系統科學、管理科學等的發現，游教授用數學證明了 HD 會穩定在一個固定範圍。公司或組織是由人組成的，因此也有它的 HD。若無法突破現有的 HD，我們將難有創新，也難成功地面對挑戰。

　　HD 學說敘述 HD 的運作，及如何突破我們的僵化習慣，讓我們更有效率、積極的面對人生挑戰。HD 可應用在我們日常生活的各個層面，包括作良好的決策、避免決策的盲點、解開衝突創造雙贏、做好生涯規劃，也可以運用在領導學上。

　　目前 HD 習慣領域學說活動已日漸普及於社會、學術及企業界。在美國、歐洲、日本、臺灣、中國、馬來西亞皆有大學開授 HD 課程介紹此學說。Sprint（美國第三大長途電訊公司）的前董事長 Mr. P. Henson，認為 HD 改變了他的一生，於是發願要在去世之前做一件有意義的工作 —— 出版游教授所寫的 *Habitual Domain*

十萬本。他已出版該書，並送給美國一千大公司的董事長、總經理，期盼 HD 的學說能夠在企業發芽、茁壯。

臺灣首度引進 HD 習慣領域學說是中央研究院，事後由聯經出版《行為新境界》。由游教授親自主筆撰寫的 HD 中文主書籍，有《行為新境界》、《智慧新境》、《你是大贏家》、《HD：習慣領域》、《智慧乾坤袋》等。臺灣陽明交通大學、中興大學、臺東大學均設有 HD 習慣領域研究中心。

HD 習慣領域學說是多家跨國企業所採用的訓練課程，導入 HD 習慣領域學說，成為公司共同語言的企業界不少。以臺灣為例，許多大公司企業（如聯強國際、中鋼、中油、聯華電子、台積電、旺宏、工研院、康軒集團等），皆曾引進 HD 的學說。○○部也曾把 HD 推廣至所轄部門，鼓勵各單位閱讀游教授的著作《智慧乾坤袋》，希望突破個人的習慣領域。

此外，為提升大專學生的通識教育，教育主管部門曾委託 HD 習慣領域學說研究中心代訓各大專師資開課。習慣領域學會自 2010 年度起，積極推展全國百場 HD 公益演講，兩年間已達一百三十幾場，備受各方喜愛與好評。

如同習慣領域學說所言：命好不如習慣好。沒有好的習慣，事業很難成功；沒有壞的習慣，事業蒸蒸日上。了解 HD，進而突破 HD，可以成為人們成功的轉振點。HD 可謂是創造人生新境界的有效方法，個人與企業要成功發展，突破僵化的習慣領域，十分必要。

附錄七 HD模擬約會

提升人際關係與溝通的競爭力 —— 通識課程的創新

給年輕人一雙翅膀 —— 潛能起飛，夢想起飛！

一、活動要旨

1. 「凡曾經做過的，就不會緊張、害怕。」本活動主旨在幫助大學男女青年，積極參與人際關係的良好互動；尤其是藉著「模擬」（非真的）約會的經驗，增強在兩性關係互動中的信心與能力。

2. 在大學通識課程中，設計具有挑戰性的性別關係主題，讓學生從實地探索中發現問題，並以行動抉擇能力、溝通協調能力，自我找尋答案及解決問題的方法，使大學教育與學生未來生涯實務相結合。

3. 改變時下大學青年因「網癮」等因素，所造成的「宅男」、「宅女」的生活習慣，讓「約會」有正當的理由，並成為克服「網癮」有趣而有意義的替代品，以增加未來生涯發展的競爭優勢。

二、HD模擬約會的理論基礎

1. 以「做中學」（Learning by Doing）為理論基礎，運用「行動導向學習」（Action-oriented Learning）途徑。

2. 實際領域（Actual Domain, AD）：

把通識課程當作營養學分，只求六十分。

宅在電腦面前，不善人際溝通，對兩性關係一片空白。

3. 潛在領域（Potential Domain, PD）：

對新知渴求，對切身的事物關切。

有被肯定的壓力，有追求異性的需求。

4. 可達領域（Reachable Domain, RD）：

把習慣領域當作生命的智慧，懂得「用出來才是真功夫」。

敢於踏出第一步，對自己的人際技能有信心，有競爭優勢。

三、HD模擬約會的創新策略

1.八個行為通性（八通）

1）同類互比

2）印象概推

3）投射效應

4）近而親

5）相互回報

6）相似相親

7）替罪羊

8）責任擴散

2.九個深智慧原理（九深）

1）低深原理

2）交換原理

3）對立互補

4）循環進化

5）內部聯繫

6）變化原理

7）矛盾原理

8）裂痕原理

9）空無原理

3.八個擴展HD的基本方法（八擴）

1）虛心學習

2）升高察思

3）事物聯想

4）改變參數

5）改變環境

6）腦力激盪

7）以退為進

8）靜坐禱告

4.其他HD的原理原則

1）電網構想

2）無限能力

3）溫柔的壓力

4）解除煩惱和痛苦

5）創造雙贏

四、HD模擬約會的實施成效

1.踏出關鍵的第一步

～在第一次課堂上提到模擬約會作業時，我馬上知道這是個非常困難的作業。這讓我打從一開始就幾乎放棄。我害怕並盡量避免和別人相處已經有一段時間。而這個作業就好像丟給我一個炸彈 ── 很高興終於在今天能夠完成這個作業，一個足以影響我一生的作業。（楊○宣）

2.學習正確的約會態度與技巧

1）自己的個性比較被動害羞，但是我的對象非常體貼和細心，都會在我詞窮的時候化解。我心裡很感謝他 ── 在小禮物、小驚喜上，我沒準備，這就看出自己平常就是粗枝大葉的女孩。（馮○西）

2）我發覺聊天的過程不能太有禮貌，不然會讓人覺得很客套 ── 也為我以後跟我的真命天子約會的時候鋪路。（張

○婷）

3.培養人際溝通能力

～我從來沒有約會過，而且在人際關係上有待加強。所以對於
模擬約會抱有一點恐懼感，怕尷尬、怕不會成功── 這種突
破習慣領域的方法太神奇了！我終於感覺到人際溝通並沒有
那麼難。（蔡○成）

4.建立信心、能力與優勢競爭力

～這是我四年來看到○大最有活力的一個活動，也剛好在我畢
業前夕留下美好的回憶，且在畢業以後發揮我的潛能與競爭
能力。（蘇○銘）

～鮮少一門課能讓我擁有至深的體會，使我真真切切地分辨從
前到現在自己的蛻變，讓我更加有信心，真正成長了不少！
（李○珊）

～習慣領域這門課，深深地打動了我的心，並且引爆了我內心
深處的炸藥。這門課讓我更加得確定自己潛能無限，而且知
道自己與眾不同，我會用比別人更多的努力去達成我的夢
想，我絕不輕言放棄！── 請您等著在世界的舞臺上看到
我！（楊○芳）

五、結論與建議

1. 作為一個教師，要深入地了解學生潛在的能力和壓力。

2. HD 模擬約會活動，可以促進同學們人際關係與溝通能力。

3. 各校通識教育中心可邀集相關課程，合辦類似活動（如黃金十年等），有助於學生個性發展。

4. 各地區可跨校聯合辦理相關活動，促進大學生競爭力。

附錄八 「臺灣首創地球夜向世界發聲」宣言

笑擁青年聯盟

於 2013 年 12 月 16 日臺灣臺北

Declaration of the "Earth Eve" Campaign

We, a group of university students and professors combined to form the "United Smile Organization," have a dream. We have initiated the idea of "Leave No Trace after New Year's Eve" and are spreading the message around the world. April 22nd is International Earth Day. Citizens around the globe recognize this day as a day for environmental protection.

我們是一群在臺灣的大學師生所組成的「笑擁地球青年聯盟」（簡稱「笑盟」），我們有個構想，想把「跨年 0 垃圾」活動繼續推展成世界性的環保運動！我們都知道「地球日」（Earth Day），是 4 月 22 日，全世界都以這一天為「地球環保日」。

United Smile Organization is proposing to launch "Earth Eve," which stands for the period between dusk on New Year's Eve and dawn on New Year's Day. Our action on this coming Earth Eve is based on two principles. First, we call on the people who participate in the celebrations on New Year's Eve to put the idea of "Leave No Trace after New Year's Eve" into practice.

Second, while celebrating New Year's Eve on the day of "Earth Eve," we encourage everyone to say goodbye to the past year and tidy up their households in order to embrace a brighter new year.

As college students and faculty members, we urge you to support our spirit and action of Earth Eve, which, hopefully, will gain national and worldwide recognition as the Earth Day environmental movement did 30 years ago.

「笑盟」想推展「地球夜」運動，時間就是在每年 12 月 31 日晚間，到元旦凌晨。這個「地球夜」英文叫 Earth Eve，這個運動簡稱「Double E（E2）運動」，主要有兩個訴求：第一個是要號召全球各地參加跨年的民眾，實踐「跨年 0 垃圾」的行動；第二個是針對每個世界公民，在「地球夜」歡喜跨年的同時，把自己居家環境清理一番，把自己的生活和心靈整理一下，讓自己，也讓地球乾乾淨淨的邁入新的紀元。我們希望從大學校園開始，推展到全社會；從臺灣走向全世界！

There are only a few "eves" we celebrate, such as Christmas Eve and New Year's Eve. On those occasions we celebrate peace and happiness. We define Earth Eve as a time dedicated to environmental protection, bringing new light and meaning to New Year's Eve.

有關 Eve，只有 Christmas Eve、New Year Eve 等，這些 Eve 代表的是平安、歡樂；而我們可以賦予 Earth Eve「地球環保」的意涵，那跨年夜就更有意義、更有生命力了！

There is but one Earth, and it is our home. The time has come for all to engage collectively. We should stop putting our Earth at risk and inspire environmental awareness and protection.

人類只有一個地球，地球是我們共同的家園；我們不能再因個人的便利或自私，而置所有「地球人」的安危於不顧了！

We invite everyone who cares about our Earth to join the event. Start as a few and further affect others. We will initiate the event in Taiwan, hoping to spread the message to every corner around the world. "Leave No Trace after New Year's Eve" will be an action that goes beyond ideals. Earth Eve should be a day for self-reflection and awareness.

我們邀請所有關心地球的朋友，一起來共襄盛舉，從今天開始積極行動：從「自己做起」進而「影響別人」；從「臺灣發起」推展到「世界各個角落」。讓「跨年 0 垃圾」理想成為事實，讓個人

心靈環保、除舊布新，也讓「地球夜」運動，成為世界性的節日。

Advocates, Declaration of the "Earth Eve" Campaign：

「地球夜」（Earth Eve）運動發起人：

C. Chou, Professor, XX University, Taiwan.

M. Chiang, Founder & Convener, XX University, Taiwan.

Wen. Chuo, Associate Professor, Taiwan.

Zhongping. Chen, Advisor, Taiwan.

Cheng. Chen, University Student, Taiwan.

S. Jeng, University Student, Taiwan.

T. Hsu, University Student, Taiwan.

K. Wang, University Student, Taiwan.

United Smile Organization

12/16/2013, Taipei, Taiwan, R.O.C.

國家圖書館出版品預行編目(CIP) 資料

哇，我得了帕金森! /程忠平著. -- 初版. -- 新竹
　縣竹北市 ：方集出版社股份有限公司，
　2024.04

　面； 　公分

　　ISBN 978-986-471-465-0 (平裝)

　1.CST: 巴金森氏症　2.CST: 通俗作品
　415.9336　　　　　　　　　　　　113002468

哇，我得了帕金森！

程忠平　著

發 行 人：賴洋助
出 版 者：方集出版社股份有限公司
聯絡地址：100 臺北市中正區重慶南路二段 51 號 5 樓
公司地址：新竹縣竹北市台元一街 8 號 5 樓之 7
電　　話：(02) 2351-1607　　傳　真：(02) 2351-1549
網　　址：https://fungiipub.eculture.com.tw/
E - m a i l：service@eculture.com.tw
主　　編：李欣芳
責任編輯：陳亭瑜
行銷業務：林宜葶
出版年月：2024 年 04 月 初版
定　　價：新臺幣 300 元

ISBN：978-986-471-465-0 (平裝)

總經銷：聯合發行股份有限公司
地　址：231 新北市新店區寶橋路 235 巷 6 弄 6 號 4F
電　話：(02)2917-8022　　　　傳　真：(02)2915-6275